山东中医药大学创校元老

方药经验访谈录

王欣 主编

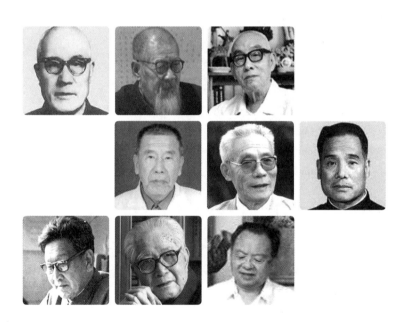

中国医药科技出版社

内 容 提 要

刘惠民、李克绍、周凤梧、张志远、张珍玉、周次清、徐国仟、张灿玾、刘献琳九位老一辈著名中医学家，被人们习称为"山东中医药大学九大创校元老"。本书采用专家访谈的形式，邀请九大创校元老的学生或弟子们作为访谈专家，回忆跟师经历，介绍先生们的学术思想和临证经验，特别是临床用药特点、方剂配伍方法以及辨证施治技巧等。之后又附老先生们各科验案及相关著作论文目录，以飨读者。本书可供中医临床工作者、中医院校师生及中医爱好者阅读参考。

图书在版编目（CIP）数据

山东中医药大学创校元老方药经验访谈录 / 王欣主编 . — 北京：中国医药科技出版社，2018.5

ISBN 978-7-5214-0031-1

Ⅰ . ①山… Ⅱ . ①王… Ⅲ . ①中医临床—经验—中国—现代 Ⅳ . ① R249.7

中国版本图书馆 CIP 数据核字（2018）第 049490 号

本书视频音像电子出版物专用书号：

ISBN 978-7-88728-208-8

美术编辑　陈君杞

版式设计　也　在

出版　中国医药科技出版社

地址　北京市海淀区文慧园北路甲 22 号

邮编　100082

电话　发行：010—62227427　　邮购：010—62236938

网址　www.cmstp.com

规格　710×1000mm ¹⁄₁₆

印张　17 ¼

字数　235 千字

版次　2018 年 5 月第 1 版

印次　2018 年 5 月第 1 次印刷

印刷　三河市百盛印装有限公司

经销　全国各地新华书店

书号　ISBN 978-7-5214-0031-1

定价　65.00 元

编 委 会

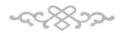

序

司马迁在《史记·太史公自序》中说："扁鹊言医，为方者宗，守数精明，后世循（一作修）序，弗能易也。"扁鹊是我国历史上第一位被正史载入传记的医家，他所开创的不只是齐鲁医派，而是整个中医学。因此，司马迁称他为"方者宗"，这里的"方"指方技，"方者宗"即医学之宗、医家之祖。

中医学从扁鹊创立至今，经历了长期的演进与发展，在这一过程中，传承始终是其第一要务。可以说，没有传承就没有发展，没有传承就没有创新。

山东中医药大学建校60年来，始终注重名老中医学术经验的传承。20世纪80年代，我们学校学报开辟了"名老中医之路"专栏、创办了中医少年班，21世纪初我们编写了《山东中医药大学著名专家学术经验辑要》丛书、创办了中医传统班。近年来，王欣教授等又在前期研究的基础上，请刘惠民、李克绍、周凤梧、张志远、张珍玉、周次清、徐国仟、张灿玾、刘献琳9位创校元老的学生或弟子以访谈形式介绍先生们的学术经验，开设了《齐鲁名家谈方论药》混合式在线课程，后又在此基础上形成了本书。

前事不忘，后事之师。挖掘名家思想，传承临证经验，弘扬中医学术，这既是今天发展中医事业的需要，也是历史赋予我们的神圣责任。《素问·疏五过论》云："圣人之术，为万民式，论裁志意，必有法则，循经守数，按循医事，为万民副。"

王欣教授所作的，正是"循经守数"之事，故乐为之序。

山东中医药大学名誉校长

戊戌年正月

前言

今年是山东中医药大学建校 60 周年。回顾学校 60 年的发展历程，山东中医药大学之所以在全国高等中医院校中具有较高的学术地位，主要是因为拥有一批具有真才实学、在国内外有较大影响的知名中医专家。尤其是，刘惠民、李克绍、周凤梧、张志远、张珍玉、周次清、徐国仟、张灿玾、刘献琳九位老一辈著名中医学家，被人们习称为"九大创校元老"，他们高尚的医德、精湛的医术、丰厚的学养，在全国中医学界产生了较大影响。

2017 年春，为继承和弘扬老一辈中医名家的学术经验，山东中医药大学启动了《齐鲁名家谈方论药》混合式在线课程的制作，组成了教学团队。线上课程，我们邀请了九大创校元老的学生或弟子们，采用专家访谈的形式，回忆跟师经历，介绍先生们的学术思想和临证经验，特别是临床用药特点、方剂配伍方法以及辨证施治技巧等。如今，九位老先生虽已谢世，但通过他们的弟子或学生的回忆和介绍，老先生们的音容笑貌犹历历在目，学术风采依然鲜活而焕发出蓬勃生机。历经五个多月的潜心挖掘和倾力打造，《齐鲁名家谈方论药》这门混合式在线课程以其深厚的学术底蕴、珍贵的视频资料、精良的制作技术得到专家和学生的一致认可。

为更好地展现名老中医药专家的学术风采，传承其临床经验，在前期课程制作的基础上，本教学团队尝试将视频拍摄的访谈文稿进行完善，整理成册。本书保留原有的专家访谈形式，按照生辰先后顺序，以每位创校元老学术经验介绍作为一个单元。九位访谈专家，都是长期工作在教学和临床一线、具有独到学术见解和丰富临床经验的教学名师、知名中医专家。他们在访谈中结合先生们的学术经验，也融入了自己的临床体会和实践反馈。在资料整理过程中，访谈专家们不顾繁忙，利用门诊之后或工作间隙，与年轻教师斟酌商榷，几易其稿。他们严谨求实的治学态度、精益求精的工作作风，让后学晚辈深受感染。年轻教师以此撰写访谈心得，缀于文后，以记录访谈过程，分享访谈感悟，这也充分体现了本书"三代传承"的特点。之后又附老先生们各科验案、著作论文目录，以供读者阅读参考。

　　如果读者想更直观地了解访谈过程，还可扫描书中二维码，观看与章节内容相对应的访谈视频。书中的文字资料，与在线视频相互补充，相得益彰。相信借助文字与视频这两大载体，会为读者搭建更深入、更个性化的学习平台，从而助推中医学术的传承与发展。

　　九大创校元老，学验俱丰，成果卓著。本书只是从方药角度，展现大家风采，探寻学术精髓，可谓冰山一角，难以总结全面。又因水平有限，难免有疏漏不当之处，敬请批评指正。

编者
2018 年 2 月

扫一扫，了解齐鲁名家与齐鲁文化

目 录

齐鲁名医，杏林大家
——刘惠民先生方药经验访谈

学术思想概要　　　　　　　　　　　/ 006

辨治外感热病方药经验　　　　　　　/ 008

药粉方的使用　　　　　　　　　　　/ 012

酸枣仁、马钱子应用心得　　　　　　/ 016

访谈心得　　　　　　　　　　　　　/ 020

附录

　刘惠民先生验案　　　　　　　　　/ 021

　推荐参考资料　　　　　　　　　　/ 025

解惑伤寒，活用经方
——李克绍先生方药经验访谈

治学特点　　　　　　　　　　　　　/ 032

学术心法　　　　　　　　　　　　　/ 035

活用经方　　　　　　　　　　　　　/ 038

中药辑要　　　　　　　　　　　　　/ 041

胃肠病漫话　　　　　　　　　　　　/ 045

访谈心得　　　　　　　　　　　　　/ 051

附录

    李克绍先生验案 / 052

    推荐参考资料 / 054

精于方，炼于药
——周凤梧先生方药经验访谈

治学特点 / 062

"精于方"之识方 / 063

"精于方"之用方 / 067

"精于方"之制方 / 072

"炼于药"之品种炮制用量用法 / 076

"炼于药"之剂型功效禁忌不良反应 / 080

访谈心得 / 085

附录

    周凤梧先生验案 / 086

    推荐参考资料 / 089

国医之道，道不远人
——张志远先生方药经验访谈

学术思想概要 / 096

临床中药应用经验 / 097

临床甘草应用经验 / 103

临床处方经验 / 108

妇科治疗经验 / 114

崩漏治疗经验 / 116

访谈心得 / 120

附录

　　张志远先生验案　　　　　　　　　　　　/ 121

　　推荐参考资料　　　　　　　　　　　　　/ 123

虚能引和，静可生悟
——张珍玉先生方药经验访谈

治学特点　　　　　　　　　　　　　　　　/ 132

读经典，做临床，培养中医思维　　　　　　/ 133

治咳之要在宣降　　　　　　　　　　　　　/ 137

脾胃分治论　　　　　　　　　　　　　　　/ 140

诸病皆可从肝治　　　　　　　　　　　　　/ 143

不传之秘在药量　　　　　　　　　　　　　/ 146

访谈心得　　　　　　　　　　　　　　　　/ 149

附录

　　张珍玉先生验案　　　　　　　　　　　　/ 150

　　推荐参考资料　　　　　　　　　　　　　/ 152

衷中参西，尊古不泥
——周次清先生方药经验访谈

学术思想　　　　　　　　　　　　　　　　/ 160

方药特点　　　　　　　　　　　　　　　　/ 165

古方运用心得　　　　　　　　　　　　　　/ 169

经验方运用心得　　　　　　　　　　　　　/ 172

从"效不更方"谈起　　　　　　　　　　　/ 176

访谈心得　　　　　　　　　　　　　　　　/ 181

附录

　　周次清先生验案　　　　　　　　　　　　／ 182

　　推荐参考资料　　　　　　　　　　　　　／ 186

皓首穷经，悬壶济世
——徐国仟先生方药经验访谈

治学特点　　　　　　　　　　　　　　　　／ 194

学术心法　　　　　　　　　　　　　　　　／ 196

诊疗经验　　　　　　　　　　　　　　　　／ 199

访谈心得　　　　　　　　　　　　　　　　／ 204

附录

　　徐国仟先生验案　　　　　　　　　　　　／ 205

　　推荐参考资料　　　　　　　　　　　　　／ 209

博学强识，医文并茂
——张灿玾先生方药经验访谈

治学思想　　　　　　　　　　　　　　　　／ 216

学术特色　　　　　　　　　　　　　　　　／ 218

成方心悟　　　　　　　　　　　　　　　　／ 222

用药心法　　　　　　　　　　　　　　　　／ 226

访谈心得　　　　　　　　　　　　　　　　／ 231

附录

　　张灿玾先生验案　　　　　　　　　　　　／ 232

　　推荐参考资料　　　　　　　　　　　　　／ 235

谨守病机，法活机圆
——刘献琳先生方药经验访谈

治学特点   / 242

整体观念，预防为主   / 243

谨守病机，法活机圆，兼收并蓄   / 247

经方药量揭秘   / 251

访谈心得   / 255

附录

  刘献琳先生验案   / 256

  推荐参考资料   / 259

齐鲁名医，杏林大家

——刘惠民先生方药经验访谈

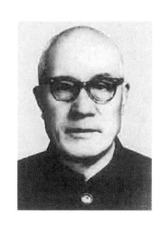

刘惠民先生

刘惠民（1900~1977），名承恩，字德惠，号惠民，山东沂水县人，全国名老中医。

幼年时受其伯祖父的影响，酷爱医学。16岁因病辍学，开始攻研医学。20世纪20年代，曾远赴奉天（现沈阳）张锡纯先生创办的立达中医医院学习、工作。2年后，考入全国名医丁福保主办的上海中西医专门函授学校，毕业后在家乡以行医为业。

抗日战争和解放战争时期，曾任鲁中八路军第二支队医务主任、山东省人民政府卫生局临沂卫生合作社社长、山东大药房副经理、鲁中卫生局中药制药厂和新鲁制药厂经理等职务，并一直坚持医疗工作。

1956年，刘老在青岛为毛泽东主席治病。1957年，作为毛泽东主席的保健大夫，随中国共产党代表团参加了莫斯科十月革命节庆祝大会。之后，刘老历任山东省卫生厅副厅长兼山东中医学院院长、山东省立中医院（现山东中医药大学附属医院、山东省中医院）院长、山东省中医药研究所所长等职。

刘老从医近 60 年，研读大量经典医籍，在临证中勇于探索，善于从实践中总结经验，因而对内、外、妇、儿各科许多疑难杂症的诊治，都有较深的造诣，在国内享有较高威望，为全国名老中医之一。

刘老的主要著作有《与张锡纯先生的通信》《麻疹和肺炎的防治》《黄元御医学史迹考俟正》等。曾编写《中医经络学选要》《中医妇科学选要》《中医伤寒病学选要》等多部书稿。最能体现他的医疗特点和风格的是 1976 年出版的《刘惠民医案选》，该书由他的门人根据病历整理而成。后来，戴歧、刘振芝、靖玉仲又对本书进行了修订和补充，于 1979 年出版《刘惠民医案》，更完整地反映刘惠民先生医疗经验的全貌。

一段传奇的故事——曾为毛主席诊病，药到病除

1957 年夏天，毛泽东主席在青岛开会期间患了感冒，恶寒发热，无汗咳嗽，几经诊治未见好转。与会的山东省委书记舒同推荐刘惠民赴诊。他四诊合参后，考虑毛主席发病虽在盛夏，但由于青岛昼夜温差较大，仍是因外感风寒日久，表未解而里热盛所致，于是处以大青龙汤重剂加减，以表里双解。服药 1 剂，毛主席热退病消，又服 1 剂痊愈。毛主席对刘惠民说："我 30 多年没吃中药了，这次感冒总是不好。刘大夫的两剂中药解决了问题。中医中药好，刘大夫的医术也好啊！"

一句精辟的论道——关键的问题在于西医学习中医

1959 年冬，刘惠民为毛主席诊治感冒。在开处方时，毛主席忽然提了个问题，问刘惠民民间常说的"上火"怎样解释。刘惠民用中医理论解释后，毛主席笑着说："你讲的这些我不懂啊，你看怎么办？"刘惠民略微思索一下，回答说："西医学了中医，再用中医的话讲出来，主席就懂了。"毛主席听后，非常高兴地站起来，说："对喽，所以我说，关键的问题在于西医学习中医。"刘惠民先生与毛主席之间看似普通的对话，实则内涵丰富，具有重要的现实指导意义。

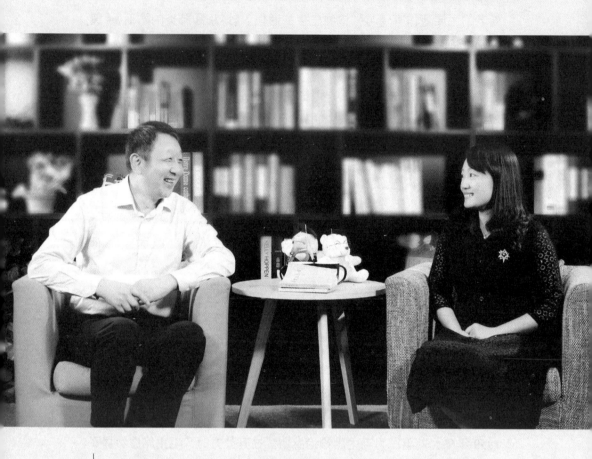

访谈主题：刘惠民先生方药经验

访 谈 人：刘更生 — 于鹰

刘更生，山东中医药大学中医文献与文化研究院教授，硕士研究生导师，主要从事中医文献、中医文化等研究。中华中医药学会首席健康科普专家，中华中医药学会医史文献分会副主任委员，世界中医药学会联合会中医药文献与流派专业委员会副会长，山东中医药学会中医文化与科普专业委员会主任委员。2011年获国家中医药管理局中医药文化建设先进个人，2012年被评为山东省优秀研究生指导教师，2013年被评为山东省高校十大师德标兵，2016年获山东省富民兴鲁劳动奖章、山东省高校优秀共产党员称号。发表学术论文60余篇，主编各类著作50余部。自2008年4月至今，举办"双泉周末"讲座，已达130余期。

访谈专家

学术思想概要

于鹰：刘惠民先生早年曾在张锡纯先生创办的立达中医医院，以及丁福保先生主办的上海中西医专门函授学校学习。刘老的这段学习历程，对他学术思想的形成产生了怎样的影响？刘老的学术思想主要体现在哪些方面呢？

刘更生：可以说，刘老学术特点的形成，主要源自于张锡纯先生和丁福保先生的影响。如治外感热病善用大剂生石膏，治瘘病善用马钱子等，都明显带有张、丁二氏的痕迹。刘老的学术思想，主要体现在以下三个方面。

第一，勤求古训，师而不泥。中医学之所以富有生命力，关键在于其理想的临床疗效，而疗效取决于其雄厚的理论基础，医学经典著作正是中医理论的源头活水。因此，刘老重视中医理论的系统学习，并强调深入研究经典医著是学好中医的基础和关键。然而，他又反对对经典的生搬硬套，提倡应用要有创造性，应师古不泥古。刘老在研读大量经典医籍的基础上，敢于在临证中探索，勇于在实践中突破，并善于从中总结经验。

例如，刘老对外感热病的诊疗，不拘于解表而有所突破。他认为此类病证早期并不仅限于表证，常兼有不同程度的里热，故应解表清里并行。除选用麻黄、桂枝等以解表散邪外，还喜用生石膏以清泻里热，共奏表里双解之功。

第二，注重整体，辨证精准。刘老临证分析病因病机时，非常重视整体观念，认为脏腑之病并非孤立存在，而是相互关联、相互影响的。譬如，刘老在治疗胃痛时，认为胃痛的发生常因情志不畅、饮食不调所致，其病机多为"不通则痛"，病位虽在胃，但与肝、脾、肾、心密切相关。因此，刘老在辨证的基础上，主张以"通"为治疗原则，并结合疏肝解郁、理气健脾、滋肾养肝、养心安神等治法。这就充分体现了刘老重视脏腑为本、整体调理的学术思想。

刘老在临证中不但重视整体观念，而且审证精准，胆识过人。如刘老曾在青岛为毛主席诊病，辨证为外感日久、表未解而里蕴热，急需表里双解，采用大青龙汤重剂加减，一剂热退病除。

第三，强调医、药、护并重。刘老曾对他的学生说，任何疗效的取得，如果没有药物和护理两方面的配合，任凭医者的医技再精湛也是枉然，所以他强调"医药护并重"。

首先来谈一下刘老对药物的重视。刘老精通药理，熟谙药性，认为药物的品种是否道地、炮制是否规范、煎法是否适宜，都是影响药效的重要因素。同时还强调在处方中应对这些内容仔细注明。

在处方用药方面，如台党参、川黄连、杭菊花等，均写明其品种产地。在炮制方面，如枳壳标以"麸炒"、酸枣仁标以"炒捣"、白术标以"土炒"、厚朴标以"姜汁炒"等，都明确其炮制方法。尤其对有毒中药的炮制，刘老尤为重视。如在治疗"痿证"时，刘老善用马钱子，然其功效峻烈且有大毒，内服不宜生用，需经砂烫后方可降低毒性，且便于粉碎，因此刘老处方中皆写明使用精制马钱子粉。此外，刘老还重视药物的煎煮方法，特别是煎法比较特殊的，处方中均加以注明。如阿胶标明"烊化"、琥珀则"研粉冲服"、冰片需"后入"等。由此可见，刘老处方用药十分精审。

临证中，刘老还强调对患者要护理得法。例如对感冒、流感等外感热病，刘老每用发汗方药即嘱患者入晚服药，避免外出，以防外邪复感。儿童服用发汗药，家长应全程监护。并效仿仲景《伤寒论》中桂枝汤的用法，药后啜粥以助汗出。刘老对患者有无汗出、汗出多少甚为关注，常因时而宜。如冬季，嘱患者盖厚被以取大汗；若在春季，则盖薄被以取小汗；而至秋季则盖薄被以取中汗。

于鹰：通过刘老师的讲解，可以看出刘惠民先生重视中医经典医籍的研读，但却尊古不泥，并善于突破。在临证时，他尤其重视整体观念，审证精准，胆识过人。而在处方用药方面力求精准，全面兼顾，且用药规范，尤其注重药物的品种、产地、炮制、煎法。同时，重视药后调护，强调对患者要护理得法。这些对于我们临证都是非常宝贵的经验。

辨治外感热病方药经验

于鹰：刘惠民先生从事中医诊疗工作近60年，积累了丰富的临床经验，尤其对内科外感疾病、神经系统疾病，以及妇科疾病，更有较深的造诣。特别是在治疗感冒、流感等外感热病中，有很多值得我们学习的经验。刘老在外感热病的诊疗方面，有哪些独到的见解呢？

刘更生：刘老在治疗感冒、流感等外感热病中，无论辨证、立法、处方、用药等方面，确有许多独创的见解。

第一点是理法方药，多尊经典。 首先，刘老对感冒、流感等外感热病的认识多尊经典。《难经·五十八难》曾云："伤寒有五，有中风、有伤寒、有热病、有湿温、有温病。"说明中医之伤寒多为广义伤寒，即一切外感发热性疾病的总称。因此，刘老认为感冒、流感也应属于广义伤寒的范畴。其次，在辨治上，刘老秉承仲景的六经辨证，尤以治太阳经病为主。在处方上，也往往是选用《伤寒论》中的方剂。《刘惠民医案》中共收录12例感冒和流感医案，其中有10例的处方是源于张仲景的麻黄汤、桂枝汤、大青龙汤、小青龙汤、葛根汤、麻黄杏仁甘草石膏汤等。可见，刘老在临证中善用经方。

第二点就是尊古不泥，灵活化裁。 刘老并非崇古尊经，泥于原方，而是据证加减，灵活化裁，有是证则用是药。例如，恶寒重者，麻黄、桂枝并用，并酌加羌活以助解表散寒之功；咳嗽吐痰者，常用桔梗、川贝，配伍杏仁以止咳化痰；咽喉疼痛者，则用桔梗、射干宣肺利咽；食欲不振者，喜用神曲、麦芽消食和胃；如果是小儿高热不退，恐其热盛动风而致惊厥，刘老常选用钩藤、薄荷清热凉肝、息风止痉，以"截断"病势。

除了随证加减，刘老还效仿经方之意创制新方。如《刘惠民医案》"附方"中，载有他创拟的治疗感冒或流感的三首方剂：感冒退热汤之一、感冒退热汤之二及外感咳嗽方。如感冒退热汤之一，方选麻黄、玄参、葛根、生石膏、山药、钩藤、薄荷、桔梗、射干、柴胡、生姜、大枣，具有解表退热、宣肺气、利咽喉的功效，主治感冒或流感，症见发热不退、头项强痛、全身酸紧、恶寒无汗、咽痛咳嗽等。

第三点是刘老善用发汗峻猛的方剂。他曾对学生说："治外感如将，贵在峻猛。"刘老认为，通常外感热病，患者感邪不久，正气多不虚，此时贵在迅速祛邪，一般主张应用发汗峻猛之剂以解表散邪为主，这是刘老治疗外感热病的又一独到经验。

于鹰：在刘老撰写的《中医伤寒病学选要》这本书稿中，收录了他治疗太阳病常用的三首代表方剂：加减桂枝汤、加减麻黄汤和加减葛根汤。

（1）**加减桂枝汤：**桂枝 12g、麻黄 9g、白芍 18g、杏仁 12g、生石膏 24g、知母 12g、山药 30g、生姜 9g、大枣 5 枚。

（2）**加减麻黄汤：**麻黄 12g、桂枝 9g、杏仁 12g、白芍 12g、半夏 9g、防风 9g、生石膏 30g、山药 36g、桔梗 10g、生姜 9g。

（3）**加减葛根汤：**葛根 15g、麻黄 9g、桂枝 9g、知母 12g、生石膏 24g、山药 30g、白芍 12g、升麻 9g、甘草 3g、生姜 9g、大枣 5 枚。

可以看出，以上 3 首方剂中均以麻黄、桂枝并用。麻黄发汗力猛为历代医家所熟悉，再与桂枝合用，发汗解表之功益著。且二药用量较大，又配伍生石膏以加强辛散祛邪之效，这些都是发汗峻猛的方剂。

刘更生：的确如此。另外，刘老善用峻猛的方药，还体现在对小儿病证的治疗上。他认为，即使是小儿患有外感，如果病情较重，也可以选用成人的剂量去治疗。例如下面这个医案。

李某，男，11岁，1964年1月2日初诊。

病史：感冒1周，鼻塞流涕，周身不适，3天前开始发冷，高热，体温39~40℃，无汗，头痛，全身酸痛，口苦，恶心，食欲不振，咳嗽，小便黄，大便干。

检查：面红目赤，舌苔黄，脉浮数。

辨证：外感风寒，肺胃蕴热。

治法：发汗解表，清解肺胃。

处方：

麻黄 9g	羌活 6g	柴胡 9g	桂枝 9g
白芍 12g	山药 30g	知母 15g	生石膏（捣）24g
炒杏仁 9g	竹茹 9g	生姜 6g	大枣（擘）4枚
炙甘草 6g			

水煎两遍，晚睡前分两次温服。服第一次药后，喝热米汤一碗，半小时后，再服第二次药，取微汗。

（《刘惠民医案》，山东科学技术出版社，1979：7.）

可以看出，本方中麻黄、桂枝相使，又与柴胡、羌活配伍，能够加强解表散邪的功用；生石膏、知母、竹茹同用，发挥清肺热、止呕逆的效果。刘老所选用的药物皆为药性峻烈之品。另外，再从药物用量来看，也均为成人常用的剂量，可谓功效峻猛。患儿服用1剂，即汗出热退，体温降至正常。

刘老辨治外感热病的第四个特点，就是强调解表清里。基于多年临床经验，刘老认为，外感热病早期不仅限于表证，特别是对服药而热不退的患者，多为表邪未解，入里化热，兼有不同程度的里热。因此，刘老强调"清里内热，表散而解"，应解表清里同时并行，以奏表里双解之效。处方选药除用麻黄、桂枝解表外，又往往合用石膏、知母以清里。如刘老习用的大青龙汤、麻黄杏仁甘草石膏汤，以及前面所述的加减桂枝汤、加减麻黄汤、加减葛根汤等，皆是表里双解之剂。解表有助于清里，清里有利于解表，二者相辅相成。可以说，解表清里是刘老治疗外感热病最常用的方法，也是他的诊疗特色之一。

于鹰：刘老主张外感热病早期即要解表清里，这在他的处方用药中是怎样体现出来的呢？

刘更生：从刘老的处方遣药来看，除用解表发汗之品外，他还特别善用生石膏这味药。

于鹰：刘老在外感热病中喜用石膏，是不是受到张锡纯的影响呢？

刘更生：刘老早年曾在张锡纯先生创办的立达中医医院学习和工作，因此他对生石膏的使用，深受张氏的影响。张锡纯在《医学衷中参西录》中称石膏"逐热于外也，是以将石膏煎服之后，能使内蕴之热息息自毛孔透出"，又进一步阐明"其辛散凉润之性，既能助麻、桂达表，又善化胸中蕴蓄之热为汗，随麻、桂透表而出也"。因此，麻黄、桂枝与生石膏相伍，辛温发表而无助热之弊；而生石膏与麻黄、桂枝合用，清泻里热而无凉遏之虑。如此配伍，既相辅相成，又相制相成，以达表里双解的目的。

在《刘惠民医案》中共录"感冒和流感"病例12例，其中11例用到生石膏，根据证情轻重，用量在12~24g之间。由此可见，**喜用、重用生石膏是刘老治疗外感热病的又一特点，这也是我讲的第五点。**

在这里有一点需要特别说明的是，治疗外感热病，刘老并非皆用峻烈方药，常根据病情轻重以灵活处理，尤其是重视季节气候对病证的影响，强调因时制宜。如在冬季，患者腠理郁闭，刘老必重用麻黄、桂枝、羌活等峻药以发汗；在春季或秋季，常用葛根、薄荷、苏叶等，即使选用麻黄，也要小量用之；时至夏季，则常用香薷、浮萍等发汗平和之品。

于鹰：刘老善用发汗峻猛的方剂，并且喜用辛甘大寒的生石膏，这样用药难免会伤及正气，损伤脾胃。针对这种情况，刘老是怎样解决的呢？

刘更生：这也是我接下来要讲的**第六点，刘老在用解表清里重剂的同时，强调重视脾胃，时时顾护胃气。**中医学认为，人以胃气为本，有胃气则生，无胃气则死。刘老也特别强调，脾胃为后天之本，为汗液滋生之源。因此，在临证时，刘老从药物配伍及服药方法上均有所注意。

在使用麻黄、桂枝、生石膏等解表清里药的同时，常配伍怀山药。本品性味甘平，早在《神农本草经》中就有"主伤中，补虚羸，除寒热邪气，补中益气力，长肌肉"的记载，《本草纲目》亦称其能"益肾气，健脾胃"。山药益脾养胃，可防石膏寒凉太过而损伤胃气。另外，刘老每用山药，其用量往往要重于生石膏，体现其对脾胃的重视。

除此之外，刘老在服药方法上也强调顾护胃气。嘱患者"服第一次药后，喝热米汤一碗，半小时后，再服第二次药，取汗"，并于处方后详细写明。该服法是效仿仲景桂枝汤药后啜粥取汗之意。究其缘由，一是能借水谷之精气，温养中焦，使汗出有源，又不损伤脾胃、津液及阳气；二是藉谷气内充，鼓舞胃气，以助卫阳鼓邪外出。

于鹰：刘老在治疗感冒、流感等外感热病时，强调治以太阳经病为主，善用发汗峻猛之剂，主张外感病早期即要解表清里，并善用、重用生石膏，同时重视顾护脾胃的见解，都为我们对外感热病的认识和治疗提供了宝贵的经验。

药粉方的使用

于鹰：众所周知，影响方药疗效的因素有很多，像配伍、剂量、用法等，这些都是十分重要的。除此之外，剂型的合理选用同样重要，亦应引起医者的重视。早在《神农本草经》中就有关于剂型选用标准的记载："药性有宜丸者，宜散者，宜水煮者，宜酒渍者，宜膏煎者，亦有一物兼宜者，亦有不可入汤酒者，并随药性，不可违越。"

我们在翻阅刘老的医案时，发现刘老对剂型的选用是很讲究的，也有一些独创的见解。刘老师，您能给我们详细介绍一下吗？

刘更生：刘老十分重视对剂型的选用，根据药物的药性及患者的证候，对证选用合适的剂型。特别是治疗病情较复杂或疑难病证时，刘老并不拘泥于一两种剂型的选用，常以汤剂为主，以药引、药粉、药酒或丸药为辅，以提高功效。其中对于药粉方的使用，可以说是刘老的一大特点。

药粉方是将方中药物研成极细的粉末，让患者来服用。在《刘惠民医案》中，使用药粉方的医案共40例，用方51首，涉及多种病证。特别是在胃痛的治疗中，共载有16例，其中用药粉方者有8例，药粉方的使用更为常见。我们先来看下面这则医案。

魏某，男，32岁，1965年3月16日初诊。

病史：经常上腹疼痛，伴有吐酸、嘈杂等不适。7年前，因溃疡病曾做胃大部切除手术，术后不久，腹痛、吐酸等症又发，饮食差，食量少，经检查诊断为溃疡病复发（吻合口溃疡）。时有失眠，烦躁，头痛，头晕，记忆力差，体倦乏力。

检查：面黄，体瘦，舌质红、苔黄而滑，脉细弱。

辨证：脾气不足，肝经郁热。

治法：健脾益气，清热化痰，佐以补肾安神。

处方：

白术 60g	生鸡内金 90g	白及 45g	人参 36g
山茱萸 36g	天门冬 36g	红豆蔻 30g	淡豆豉 36g
山栀 30g	天麻 36g	天竺黄 36g	橘络 36g
炒酸枣仁 54g	胆南星 18g	琥珀 18g	胎盘粉 150g

共研细末，每次服4.5g，日3次，饭后服。

服药3个月后来函述及：效果明显，吐酸、胃痛等症已消失，饮食消化已正常，体力也有所恢复。

（《刘惠民医案》，山东科学技术出版社，1979：66.）

在这个案例中，刘老不仅辨证施治，而且在剂型的选用上，考虑患者因患有吻合口溃疡，且病程已久，因此选择药粉方以治疗。

于鹰：相对于汤剂，药粉方的优势体现在哪些方面呢？

刘更生：药物研成细粉后，不仅能直接作用于局部，对胃黏膜具有机械保护作用，而且可以维持较长时间的治疗效果，尤其对于溃疡病是十分有利的。另外，对于病证比较复杂的患者，刘老常将药粉方与汤剂同时使用。比如有这样一位患者。

王某，男，48岁，1964年11月9日初诊。

病史：胃口疼痛已多年，饥饿、饭后、受凉、生气等因素均使疼痛加剧，并时有嗳气、吐酸等不适，饮食一般，不敢进硬食，否则腹疼、胀饱更剧，大便常干燥。平时常有头痛、头晕、失眠、多梦等不适。医院检查诊断为慢性胃炎。检查：面色黯黄，舌质淡红，舌苔薄白，脉弦细。

（《刘惠民医案》，山东科学技术出版社，1979：71-72.）

刘老四诊合参，认为患者是因情志不畅、饮食失宜所致肝郁气滞，脾胃虚弱，治宜疏肝理气，健脾和胃，佐以安神。先以香附、柴胡、陈皮、半夏、橘络、吴茱萸、炒酸枣仁、人参、神曲、白术、鸡内金、厚朴、大腹皮、豆蔻、延胡索，共15味药物组成汤剂，又用沉香、琥珀共研细粉冲服。

服用6剂后，患者胃疼、嗳气、吐酸略见减轻，大便仍干，舌苔薄而略黄，脉弦细。复诊时原汤剂方去人参、半夏，加川楝子、大黄、百合、木香。又把原药粉补充为药粉方。

药粉方：白术120g，鸡内金150g，神曲90g，川楝子60g，香附90g，豆蔻90g，公丁香45g，沉香39g，白及60g，生蒲黄60g，鸡胚180g，大黄30g，炒酸枣仁150g，琥珀24g，五灵脂30g。上15味共研细粉，每次服6g，一日3次，饭后姜汤送服。1年后随访，疗效显著。

于鹰：这个案例中，刘老首先选择了汤剂，"汤者，荡也"，吸收快，能迅速发挥疗效。待患者复诊时，除将汤剂随证加减外，还另设药粉方，以增强疏肝行气、健脾助运、安神定志的功效。

刘更生：是这样的。刘老治疗胃痛时，根据长期的临证经验，常将汤剂与药粉方同服或前后服。如此处理，可以说是很好地发挥了这两种剂型的优势。汤剂吸收迅速，起效亦快，而且便于加减，能灵活而全面地兼顾病证；药粉方吸收相对较慢，但可以维持较长时间的治疗作用。同时药粉方可以助汤剂的药力，另一方面还能弥补汤剂药物配伍的不足。

胃病病程日久，且易复发，因此患者服药时间较长。在患者病情相对稳定，且需长期服药时，刘老往往给予药粉方以善后调理脾胃，也方便患者保存服用，省去经常去医院的劳顿。

刘老曾诊治一位慢性胃炎患者，常因为生气导致胃痛、胃胀、烧心、嘈杂，并伴有失眠多梦，舌质淡红、苔白略厚，脉弦细。刘老辨证为肝郁气滞，脾胃失和，处以木香、厚朴、砂仁、白术以疏肝理气、健脾和胃，竹茹、乌贼骨、浙贝、吴茱萸、黄连以清胃制酸，又佐炒酸枣仁、夜交藤、菟丝子以养心益肾。患者服药约3个月后诸症大减，胃已不痛，嘈杂、嗳气、胀闷等不适有明显减轻，睡眠也有所好转。于是刘老依照原法配药粉一料，嘱其继服，以巩固疗效。（本案详见"附录——慢性胃炎胃痛案"）

于鹰：可以看出，在胃病的治疗中，刘老常根据病证的需要，药粉方可以单独使用，也可与汤剂并用，抑或作为善后调理之用，是十分灵活的。除了胃病，还有哪些病证也可选用药粉方呢？

刘更生：治疗一些难以速效的病证，刘老也常用药粉方以应对。比如《刘惠民医案》中记载脑炎后遗症案例4例，这4例均使用了药粉方。脑炎后遗症临床表现以肢体筋脉弛缓、手足肌肉痿软无力最为常见，严重的也可出现抽搐、痴呆、失语、吞咽困难等。属中医"痿病"的范畴。其病机主要为邪热熏蒸，津液枯槁，精血耗伤，脾胃虚弱，肝肾亏损。热邪久羁，阻痹不宣，加之真脏亏损，病多沉重深痼，久久不能复原，因此治疗上相当棘手。

刘老认为，治疗本病不能求其速效，宜配药粉方以长期调理，使机体逐步恢复。但处方用药上与清热养阴的治则稍有差异，多配以活血化瘀、补肾壮骨、息风化痰、振痿起颓为主，佐以补气培元、健脾和胃的治法。

记得刘老曾诊治过一位2岁的脑炎后遗症患儿，症见左半身瘫痪，肌肉萎缩，不能行走，伸舌障碍，两眼球固定，食欲差，睡眠不宁，易惊。舌苔根部白厚，脉虚数，指纹青紫，达风关。刘老辨证为脾气不足，肺气失宣，风痰阻络；治宜健脾益气，息风活血，通经活络，清热化痰。先给予汤剂，用葛根、生石膏、钩藤、天麻、千年健、桔梗、天竺黄、白术、麦芽等，以清热生津、息风化痰、健脾助运。同时又予以药粉方，用天麻、全蝎、僵蚕、蜈蚣息风止痉，白术、人参补气健脾，天竺黄、牛黄清热化痰，乳香、没药、当归、红花、血竭活血化瘀，另用精制马钱子粉以振痿起颓。汤药和粉剂同时服用了2个多月，患儿症状大有改善，肢体肌力增强，自主运动显著进步，眼球活动恢复正常，食欲良好。刘老又稍加调方让患儿继续服用。（本案详见"附录——脑炎后遗症案"）

刘老如此用方，除了认为病证难以治愈，汤粉同用可增强疗效外，也考虑到患者年龄尚小，为了便于长期调理，使用药粉更宜坚持。

于鹰：看来，刘老对药粉方的使用，不仅从病证、药性出发，还顾及患者的年龄、体质等诸多因素，考虑十分周全。

刘更生：的确是这样。刘老对剂型的选用非常灵活，不拘泥于一两种剂型，除了善用药粉方外，还重视运用多种剂型。《刘惠民医案》载有附方32首，这些都是刘老创拟并经常习用的。从剂型来看，汤、丸、散、膏、酒、汁、片等剂型俱全，像感冒清热汤、清肺利咽丸、润肠导滞散、十珍益母膏、冠心活络酒、首乌桑椹补脑汁、降压片等。

于鹰：由此可见，刘老临证除用汤剂外，还善用药粉、丸剂、膏剂、酒剂、片剂等多种剂型。但刘老亦强调，这些剂型与就诊时医生开的汤药各有所用，一定要灵活处理。若是患者病证较重或病情不稳定，仍须按时就诊，随证施药，此时以汤剂更为适宜。如果病情较为稳定，且服药时间较久，可据证选用合适的剂型。

酸枣仁、马钱子应用心得

于鹰：临证中，刘惠民先生尊古而不泥古，在辨证、立法、处方、遣药中多有突破，形成了独具特色的诊疗思想。比如在治疗外感热病中，强调表里双解，喜用、善用生石膏等。另外，在剂型方面，常选用药粉方等。除此之外，刘老在临证中，还有哪些独创的见解值得我们去学习和借鉴呢？

刘更生：刘老从医近 60 年，临床经验相当丰富，有很多经验值得我们去学习。刘老除了善治外感热病，对于神经系统疾病的治疗也颇有心得，特别是在药物的使用上有很多独到的见解。例如，刘老在神经系统疾病中对酸枣仁的运用，就颇有见地。

酸枣仁甘酸性平，具有养心益肝、安神、敛汗之效，为养心安神之要药，常用治心悸不寐。在《刘惠民医案》中，收录有 9 例不寐病案，其中有 8 例中都用到酸枣仁，可以看出刘老还是善用这味药的。

于鹰：酸枣仁能滋养安神，早为历代医家所重视并应用于临床。但从用量来看，古今医家单剂用量多为 10~30g，"十三五"规划教材《中药学》中载其用量仅为 10~15g。更有人提出，酸枣仁如果一次用量超过 50 粒，即有"发生昏睡，丧失知觉，使人中毒"的危险。但是在刘老的医案中，我们发现酸枣仁的用量都是比较大的，多数方中都超过了 30g。

刘更生：是这样的。《神农本草经》中就有酸枣仁"久服安五脏，轻身延年"的记载，《名医别录》中也称其能"补中，益肝气，坚筋骨，助阴气，能令人肥健"。刘老结合多年用药经验认为：酸枣仁不仅能养心安神，久服还可养心健脑、滋补强壮，因此临证主张使用该药用量宜大。在《刘惠民医案》中我们可以看到，一般成人 1 次用此药多在 30g 以上，最多可达 75g，小儿用量一般也在 6~15g。刘老指出，酸枣仁用量的酌定，应根据患者的体质强弱以及病情的轻重缓急，只要配伍得当，大多可应手取效，且无不良反应。

《本草纲目》中称酸枣仁"熟用疗胆虚不得眠……生用疗胆热好眠"，为后世医家所熟知。刘老亦认为，酸枣仁生用可醒神，炒用能安神，其生熟之别，主要是兴奋或抑制的不同。因此，刘老临证中每遇精神思维活动异常为主的患者，对于酸枣仁常生熟并用。因为本品又兼有补养的功效，所以对体质虚弱者更为适宜。

刘老曾经诊治一位神经衰弱的患者，头痛、头昏、失眠多年，劳累后加重，伴心烦、消瘦、便干，舌苔微黄稍厚，脉虚弱。刘老认为患者是因心肾两虚、脾胃不和、痰火内阻所致，治宜滋肾养心、健脾调胃、清热豁痰。方用酸枣仁生熟各半，养心安神，重用为君药；配伍菟丝子、枸杞子、黄精、天冬、柏子仁滋补心肾；栀子皮、淡豆豉清心除烦；白术、鸡内金健脾和胃。服用 20 余剂后，患者饮食、睡眠均有好转，舌苔、脉象已正常。遂嘱患者原方继服，以巩固疗效。

于鹰：可以看出，刘老在使用酸枣仁时，一是主张用量宜大，二是强调生熟并用。

刘更生：是的，这是刘老临证运用酸枣仁的两个特点。另外，我们在学习《刘惠民医案》时，看到有些医案中会用到精制马钱子粉，特别是在中医"痿病"的治疗中更为常用。对于精制马钱子的运用，也是刘老用药的一大特色。

于鹰：马钱子，也称番木鳖，味苦性寒，属于活血疗伤类药物，具有散结消肿、通络止痛的功用。《本草纲目》中称其能"治伤寒热病，咽喉痹痛，消痞块"。临床上可用治跌打损伤，骨折肿痛，或是痈疽疮毒，咽喉肿痛等。因为这味药物有大毒，所以临床上使用十分谨慎。

刘更生：的确是这样的。除了刚才所提到的功效和临床应用，马钱子这味药还善于祛除筋骨间的风湿，张锡纯先生曾赞其"开通经络，透达关节，远胜于他药"，为治风湿顽痹、麻木瘫痪的常用药，如《医学衷中参西录》所载治疗肢体痿废的振颓丸、起痿汤等方剂中均选用了此药。

刘老受此启发，将本药的应用加以扩大，用于治疗脑炎后遗症、脊髓灰质炎及其后遗症，以及急性感染性多发性神经炎等，以肢体筋脉弛缓、肌肉痿软甚至瘫痪为主要临床表现的患者，旨在通经活络，强肌振痿。现代药理研究证明，马钱子中主要有效成分士的宁（番木鳖碱）能兴奋脊髓的反射功能，从而增强肌张力，这与刘老的经验相当吻合。

刘老曾诊治一位脊髓灰质炎后遗症的患儿，右上肢细软无力，不能上抬，右手不能握物，属于中医"痿病"的范畴，辨证为肝肾不足、气血两虚、经络失养，刘老在选用补益肝肾、益气养血、舒筋活络等药的基础上，又配伍一味精制马钱子粉1.5g以通经活络、振痿起颓。（本案详见"附录——脊髓灰质炎及其后遗症案"）

于鹰： 刘老在方中用到的都是精制马钱子粉，与生品的区别是什么呢？

刘更生： 马钱子有大毒，所以在临床上特别是内服，不宜生用，需炮制后入丸剂或散剂使用。马钱子经炮制后可降低毒性，而且便于粉碎。

于鹰： 刘老治疗"痿病"时常选用马钱子，除此之外，还可以用于哪些病证的治疗呢？

刘更生： 刘老常用马钱子治疗胃下垂。现代药理研究也已证实，马钱子可以增强胃的肌张力，同时又促进胃液的分泌，所以对胃下垂的治疗有较好的效果。

《刘惠民医案》中收录了3例胃下垂的医案，处方中均用到精制马钱子粉。其中一位患者患病多年，经常出现胃痛、胃胀、嗳气、纳呆、消化不良、消瘦、无力等症，刘老辨证为脾胃虚弱、中气不足，遂以人参、白术、鸡胚粉、鸡内金、红豆蔻补中益气、健脾和胃，每30g药粉中又加入精制马钱子粉1.5g。患者服用一段时间后，症状明显减轻，做钡餐透视复查，胃较前有明显上升。（本案详见"附录——胃下垂胃痛案"）

于鹰： 刘老对酸枣仁、马钱子的运用，可以说是尊古不泥，突破常规，巧妙用药，这些宝贵的用药经验对我们临证都大有裨益。

（刘更生　于鹰）

山东省中医院门诊楼大厅里有一座刘惠民先生的铜像。在铜像后面的宣传栏中，写着这样八个字——"杏林巨擘，济世惠民"。"济世惠民"可谓是一语双关。

如何才能"济世惠民"？高超的医术是关键。通过与访谈专家刘更生教授的交流，使我对刘老的学术思想、诊疗经验，特别是在方药运用方面的独创见解，都有了更深刻的认识和理解。刘老临证注重整体，辨证灵活，胆大心细，博采众长，善于突破，选药多而不杂，切中肯綮，所以临证几十年，每遇沉疴痼疾，多能迎刃而解。

然而，只有精湛的医技还远远不够。刘老曾说：学医要先学会做人，具有高尚医德是一个优秀医务工作者所必须具备的条件。刘老曾是毛泽东主席的保健医生，他的患者中也不乏有老一辈的国家领导人、国际友人以及省市领导人。但刘老从未以此居功自傲，在他的眼里，患者没有贫富贵贱之分，皆一视同仁，有求必应。

刘老经常告诫家人、学生："一个好医生，既要有全心全意为患者服务的热情，也要有高明的医疗技术，要做好医生就必须努力学习业务本领，不学习的医生是庸医、是野医。永远不要评论你的同行，在这方面患者最有发言权。"这段话不仅是刘老对家人、学生的殷切要求与期望，更是对自己从医生涯简单而朴实的总结。

我想，我们不但要传承老一辈医者宝贵的学术经验，更是要将他们身上优秀的品质、高尚的医德继承和发扬下去。

（于鹰）

刘惠民先生验案

慢性胃炎胃痛案

张某，男，20 岁，1961 年 7 月 14 日初诊。

病史： 1 年前，因生气后饮食不节，引起胃痛、呕吐，经治疗好转。此后，常有胃中灼热感，伴有腹胀，嗳气，胃中嘈杂不适，进食后尤甚。半年前，因心情不快，胃脘痛又发作。平时睡眠不好，常失眠，多梦，记忆力减退。经医院检查诊为慢性胃炎。

检查： 面色黄，舌质淡红，苔白、中部略厚，脉弦细。

辨证： 肝郁气滞，脾胃失和。

治法： 疏肝理气，健脾和胃，清胃制酸，佐以养心益肾。

处方：

炒酸枣仁 45g	夜交藤 12g	菟丝子 24g	竹茹 12g
厚朴 9g	砂仁 9g	乌贼骨 15g	浙贝 12g
吴茱萸 6g	黄连 3g	生白术 12g	木香 9g

水煎两遍，分两次温服。

8 月 5 日二诊：服上药 9 剂，胃痛减轻，胃脘灼热、嘈杂等不适也减轻，睡眠好转，仍略觉恶心，脘腹发闷，大便溏薄。舌苔白厚，脉象滑细。此系脾虚痰湿之邪阻于中焦，治宜重加健脾化湿之品。原方加山药 24g、藿香 6g、半夏 9g、神曲 9g，水煎服。煎服法同前。

10 月 20 日三诊：服药后诸症大减，胃已不痛，嘈杂、嗳气、胀闷等不适也有明显减轻，大便已正常，睡眠有所好转。

舌苔正常，脉缓和。仿原法配药粉一料，嘱其继服，以资巩固疗效。

处方：

厚朴 24g	连翘 30g	川楝子 30g	神曲 36g
乌贼骨 60g	浙贝 45g	青皮 30g	砂仁 30g
炒莱菔子 30g	半夏 30g	吴茱萸 36g	黄连 24g
木香 30g	藿香 30g	白芍 36g	公丁香 24g
甘草 30g			

共研细粉，装瓶。每次服 6g，每日 3 次，饭后姜汤送服。

（《刘惠民医案》，山东科学技术出版社，1979：70-71.）

脑炎后遗症案

连某，男，2 岁，1956 年 12 月 8 日初诊。

病史：今年 5 月份发热、咳嗽，医院诊断为支气管肺炎，七八天后并发脑炎，出现神志昏迷，肢体抽搐，自汗，经住院治疗后，抽搐止，热退，但后遗半身瘫痪，伸舌障碍，两眼球固定，经中药、针灸等治疗，好转不明显。现在左侧肢体肌肉萎缩，扶之稍能站立，但不能行走，坐时，时间很短。食欲差，进食略多则呕吐，睡眠不宁，易惊，伴有咳嗽。

检查：发育营养较差，面黄，两眼球活动不灵活，语言謇涩，舌苔根部白厚，脉虚数，指纹青紫，达风关。

辨证：脾气不足，肺气失宣，风痰阻络（中毒性脑炎后遗症，左侧中枢性瘫痪）。

治法：健脾益气，息风活血，通经活络，清热化痰。

处方：

（1）汤药方

葛根 6g	钩藤 4.5g	千年健 4.5g	生石膏 4.5g
桔梗 3g	天竺黄 3g	白术 3g	麦芽 3g
天麻 3g	薄荷 2.4g	灯心 1.5g	

水煎两遍，约煎 150ml，分 4 次服完，每日 1 剂。小儿回春丹 2 丸，每日 3 次。

（2）粉剂方

天麻 24g	天竺黄 18g	全蝎 15g	僵蚕 15g
白术 12g	人参 12g	犀角（水牛角代）9g	白芷 9g
没药 9g	乳香 9g	当归 9g	红花 6g
马宝 6g	朱砂 2.4g	牛黄 1.5g	蜈蚣 3 条
琥珀 4.5g	血竭 4.5g		

研细粉，加麝香 1.5g、冰片 0.9g，研细匀，每 30g 药粉加精制马钱子粉 0.9g，研匀装瓶。每次 0.6g，每日 3 次，饭后蜜调服。

1957 年 2 月 22 日二诊：服药后，肢体肌力增强，自主运动显著进步，能自己坐起，但仍不能行走，两眼球活动已恢复正常，讲话仍不流利，夜间睡眠易惊醒，精神及食欲良好，咳嗽已愈。舌苔薄白，两手指纹色青，至气关，脉虚弱。

处方：

（1）汤剂

葛根 9g	钩藤 6g	千年健 6g	狗脊 6g
炒酸枣仁 6g	白术 4.5g	天麻 4.5g	薄荷 3g
天竺黄 3g	炙甘草 3g	桔梗 3g	灯心 1.5g

水煎服。煎服法同前。

（2）粉剂

天麻 30g	全蝎 24g	党参 24g	白术 24g
虎骨（豹骨或骡马胫骨代）18g		羚羊角骨 15g	僵蚕 15g
白芷 12g	没药 12g	乳香 12g	当归 12g
生石决明 12g	犀角 9g	马宝 9g	血竭 9g
胆星 6g	蜈蚣 5 条	冰片（后入）1.5g	

共为细粉，每 30g 药粉加精制马钱子粉 0.9g，研匀装瓶。每次 0.9g，每日 3 次。

（《刘惠民医案》，山东科学技术出版社，1979：226-228.）

脊髓灰质炎及其后遗症案

刘某，男，3岁半，1960年4月8日初诊。

病史： 右上肢瘫痪2年多。1岁时曾高热，持续六七天，继之四肢痿软无力。经医院检查，诊为脊髓灰质炎（急性瘫痪期）。治疗后热退，但后遗右上肢细软无力，不能上抬，右手不能握物。经中西药物及针灸、理疗等多方治疗，效果不显。

检查： 发育营养稍差，消瘦，面黄少泽，右上肢肌肉明显萎缩，肌力降低。舌质淡红，舌苔薄白，脉细弱。

辨证： 肝肾不足，气血两虚，经络失养。

治法： 补益肝肾，益气养血，舒筋活络，振痿起颓。

处方：

生白术45g	虎骨（豹骨或骡马胫骨代）24g	千年健24g
冬虫夏草24g	全蝎（去刺）36g	当归30g	白芷24g
人参24g	红豆蔻24g	白羊角尖21g	水牛角尖24g
细辛21g	红花21g	血竭18g	没药18g
乳香18g	天竺黄15g	琥珀15g	羚羊角6g

蜈蚣（隔纸灸）7条

共为细粉，每30g药粉加精制马钱子粉1.5g，研细匀，再加冰片1.2g，研匀，装瓶。每次0.9g，每日3次，服药1周，休药1天。服3周后改为每次服1.2g。

（《刘惠民医案》，山东科学技术出版社，1979：236.）

胃下垂胃痛案

黄某，男，28岁，1955年9月21日初诊。

病史： 7年来经常上腹疼痛、闷胀、嗳气，饭后尤甚，食欲不振，消化不良，消瘦，无力，经作钡餐透视检查，诊断为胃下垂。

检查： 体瘦，面色黄，舌质淡红、苔薄白，脉沉细。

辨证： 脾胃虚弱，中气不足。

治法：补中益气，健脾和胃。

处方：

人参 51g   生白术 90g   鸡胚粉 150g   鸡内金 120g

红豆蔻 45g

共研细粉，每30g药粉加精制马钱子粉1.5g，研匀。每次4.5g，每日2次，饭后服。

1个半月后来函称：服上药1料后，腹痛、腹胀、嗳气等症大减，食欲好转，体重增加3kg，做钡餐透视复查，胃较前明显上升。嘱其原方继服，以求彻底治愈。

（《刘惠民医案》济南：山东科学技术出版社，1979：72.）

推荐参考资料

[1]山东省革命委员会卫生局，刘惠民医案整理组整理. 刘惠民医案选[M]. 济南：山东人民出版社，1976.

[2]戴歧，刘振芝，靖玉仲. 刘惠民医案[M]. 济南：山东科学技术出版社，1978.

[3]张镜源. 中华中医昆仑（刘惠民学术评传）[M]. 北京：中国中医药出版社，2012.

[4]戴歧，靖玉仲，刘振芝. 忆刘惠民老中医的学术特点[J]. 山东中医杂志，1983（5）：29-32.

[5]汪运富，李军艳. 刘惠民治疗外感病的经验[J]. 浙江中医杂志，1996（11）：507-508.

[6]汪运富，陈向东. 刘惠民治疗神经衰弱的经验[J]. 辽宁中医杂志，1997，24（4）：155.

[7]顾振东，陆永昌. 刘惠民[J]. 中国医药学报，1998，3（5）：69.

[8]邹勇，刘桂荣. 刘惠民治疗胃痛初探[J]. 中医函授通讯，1999，18（4）：13-14.

［9］刘宇，刘建华. 刘惠民先生治疗外感的用药经验［J］. 山东中医杂志，2002，21（5）：309-311.

［10］楼友根，董健媛. 名老中医运用"角药"的经验［J］. 河南中医，2007，27（1）：24-25.

［11］王亚芬. 刘惠民临证经验撮要［J］. 上海中医药杂志，2008，42（1）：8-10.

［12］金妍，田思胜，王兴臣. 刘惠民治疗神经系统疾病的经验撷拾［J］. 中国中医药现代远程教育，2016，14（21）：61-62.

解惑伤寒，活用经方

——李克绍先生方药经验访谈

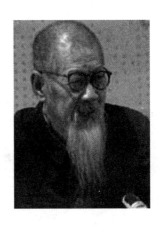

李克绍先生

李克绍先生（1910~1996），字君复，山东省牟平县人。私塾修学，19岁任小学教师，自学中医典籍近10年。1935年通过考试，正式行医。1956年进灵岩寺中医进修班，随后调入山东中医学院任教。1978年，李克绍先生成为全国首批伤寒专业硕士研究生导师。被聘为终身教授，直到1996年因病去世。

李老从事临床与教学工作50余载。研习中医经典，治学严谨，并涉猎后世医家名著，采众家学术之长。对仲景著作，尤喜研究。临床审证精细，立法确当，配伍灵活，药简量轻为其特点。

著作有《伤寒解惑论》《伤寒论串讲》《伤寒论语释》《伤寒百问》《胃肠病漫话》等。其中《伤寒解惑论》一书最能反映其学术特色，提出了很多具有划时代意义的观点，解释了很多长期困扰伤寒界的问题，颇得读者好评。

20世纪80年代，湖北中医学院叶发正研究员在《伤寒学术史》一书中，将李老与冉雪峰、刘渡舟、陈亦人、李培生等八位医家一同作为当代伤寒学研究的代表人物，认为"他的论著享誉海内外，称得起现代的伤寒著名学家"。

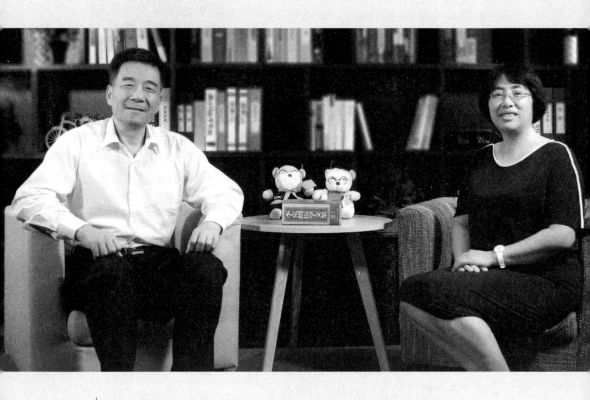

访谈主题：李克绍先生方药经验

访 谈 人：丁元庆 — 曲夷

丁元庆，1983 年考取伤寒专业研究生，师从李克绍先生，1986 年获得硕士学位，毕业后留校从事中医内科学教学与内科急诊、神经内科临床、科研工作。首批"全国优秀中医临床人才"，第六批全国老中医药专家学术传承指导老师，山东省名中医药专家，山东省卫生系统"两好一满意"示范标兵，记三等功一次。山东中医药大学内科学教授，山东省中医院脑病科、中医经典科主任医师，硕士研究生导师。

访谈专家

治学特点

曲夷： 在 2000 年出版的《李克绍学术经验辑要》中，有一段描述让人印象深刻，李老 20 多岁打算自学医学，最初是想学西医的。他看了日本人下平用影著的、浙江汤尔和翻译的西医《诊断学》，在汤尔和作的序当中，他读到了这么一段："吾固知中医之已疾，有时且胜于西医，但此系结果，而非其所以然。图以结果与人争，无以时。"

汤尔和是当时的政治、文化名人，这段话原本是要说明中医不科学，鼓励大家学习西医。李老读后反而有了不同的想法。作为医生治好病是最重要的，既然中医能治好病，那我就要学中医。可见李老具有批判精神，擅于独立思考，不盲从，不迷信。

丁元庆： 李克绍先生为人正直，治学严谨，学识渊博，勤于医学，著述甚丰。能够拜师于李老门下，是我一生的幸运。从我拜师李老门下至今，每每念及恩师，总有"高山仰止，景行行止"的感怀。

我这里还保存着一份当年我们硕士研究生专业课考试时李老出的考试题目。这是李老命题原件的复印件，至今已 33 年了。

今天，再看李老的命题，当年跟师学习的情景仿佛就在眼前。老师的字迹工整，就像平时给我们看的笔记一样。

这份试题只有两道题。

一、阳明病和少阳病在《伤寒论》中的次序，至今还有争论，其症结在哪里？（30 分）

二、"患者脉阴阳俱紧，反汗出者，亡阳也，此属少阴，法当咽痛而复吐利。"据此条文，请回答下列问题：（每题 10 分）

1. 本论第三条，太阳伤寒也是"脉阴阳俱紧"，两者脉理是否相同？

2. 本条之汗，与太阳中风之汗、阳明外证之汗，病理有何不同？

3. 本条之汗，与太阳发汗遂漏之汗、附子泻心汤证气痞之汗，病理有何不同？

4. 以上这些汗出，哪些是冷汗？

5. 如果已经出现吐利，当用什么方剂？

6. 你选这些方剂，在《伤寒论》中有哪些条文作依据？

7. 依据什么说"法当咽痛"？是根据"脉紧"？是"汗出"？为什么？

第一题只有一问。但是难度很大。了解学生对古今《伤寒论》研究把握的情况与分析问题的能力。

第二题，以《伤寒论》原文283条为题干，一口气提出了7个问题，居然涉及《伤寒论》的10条原文和多首方剂，同时还要有自己的分析。

今天读来，还是能从中感受到老师对《伤寒论》内容的熟悉与理解深度，真可谓炉火纯青，信手拈来就是题目，真是独具匠心。

曲夷：《伤寒论》研究中历来有很多疑难争论问题，李老对这些问题的分析不盲从专家、不折中是非，旗帜鲜明地提出自己的观点，独树一帜地从学习方法的角度入手写成了《伤寒解惑论》。这本书是李老的学术代表作，它的出版，确立了李老在伤寒学术界的地位。

丁元庆：我拿的这本《伤寒解惑论》是1978年10月出版的。购于济南市新华书店，第一次阅读的时间大约是在大三学习《伤寒论》期间。比较认真的阅读是在本科实习以及准备考研期间。

那个时候，谈不上什么体会，只是很虔诚地阅读、记忆，甚至是死记硬背。

我是1978年考入山东中医学院的，当年10月入校。李老的《伤寒解惑论》1978年10月第一版发行。是巧合，也是机缘。

曲夷：丁老师收藏的是第一版的《伤寒解惑论》。在20世纪90年代我读大学的时候，学校开架书库已经借不到这本书了。2000年出版的《李克绍学术经验辑要》收录了这本书的主要内容，2002年姜建国老师开设《李克绍与伤寒解惑论》公选课，编写了教材，让很多本科生有机会深入了解李老的学术思想。2006年出版的《李克绍医学文集》全文收录了《伤寒解惑论》，2009年又以丛书的形式出了单行本。40年来，这本书不断再版，说明它仍然很受关注。

这本不足9万字的专著，最核心的内容是提出了伤寒研究的9种方法：

（1）关于"要正确理解当时医学上的名词术语"。

（2）关于"读于无字处和语法上的一些问题"。

（3）关于"内容不同的条文要有不同的阅读法"。

（4）关于"要有机地把有关条文联系在一起"。

（5）关于"解剖方剂注意方后注"。

（6）关于"要和《内经》《本草经》《金匮要略》结合起来"。

（7）关于"要与临床相结合"。

（8）关于"对传统的错误看法要敢破敢立"。

（9）关于"对原文要一分为二"。

丁元庆老师又是如何认识这9种方法的呢？

丁元庆：我认为，以上9种方法层次不同。

首先我们必须明确，学习《伤寒论》的目的是：学以致用。因此，第7条"要与临床相结合"才是根本所在。其他8种方法都有适用范围，因而也就有局限，属于技术问题。而临床验证，则能检验学习与研究结果是不是合理、是不是可行，因此，既是方向，也是标准。

曲夷：与临床结合，学以致用是目标。"敢破敢立""对原文要一分为二"强调了治学态度。可以说，李老提出的这九点涵盖了目标、方法、态度。

丁元庆：就临床实践而言，研究的内容不出"因症脉治，即通常所说的'理法方药'"。这就需要9种方法有选择地应用。

王永炎院士在2003年提出了"读经典，做临床"的治学理念，成为此后学习与研究中医的基本导向。所以，就我自己的认识而言，临床验证才是学习与掌握《伤寒论》以及其他中医古籍的最佳方法。也就是所说的"实践标准"。

正如李老在《伤寒解惑论》前言中所说的"能否理论联系实际，在临床医疗中能否灵活运用，这是检验学习《伤寒论》成功与否的重要标志"。

曲夷： 以上，我们介绍了李克绍先生的生平，和李老的学术代表作《伤寒解惑论》。之后我们将请丁元庆老师继续谈一下他跟随李老学习《伤寒论》，践行于个人临床、教学工作中的心得体会。

学术心法

曲夷： 李克绍先生1978年成为我国第一批伤寒专业硕士研究生导师，先后指导研究生10人，其中有多人成为名中医药专家、学科带头人。

很多学生在回忆李老时，都提到他治学严谨，提携后学。王新陆校长是伤寒专业的第一届研究生，徐国仟先生的弟子。他在为《李克绍医学文集》作的序当中提到"他对《伤寒论》的研究创当代《伤寒论》注疏之新风，其见解独特、基于临床、前后呼应、逻辑严密；他活泼泼地注疏通解了活泼泼的《伤寒论》"。

作为李老亲传弟子的李心机教授认为"先生最反对学术上人云亦云，不求甚解，认为这是自欺欺人的不良学风。先生读书也看前人注解，但决不盲从"。正是因为李老的勤奋、严谨、不盲从、不守旧的治学风格，使得他的学术研究成果丰硕，特点鲜明。2012年，以李老为创建人的齐鲁伤寒流派，成为国家中医药管理局批准建设的流派传承工作室项目。

丁老师，您1986年硕士毕业后，一直在山东省中医院从事中医临床工作，您认为跟随李老进行伤寒学习的这三年，对您后来的工作、研究起到了什么样的作用？

丁元庆： 在恩师的指导下，3年的研究生时光，刻苦学习，认真读书，不断思考。那时，将学校图书馆开放书库有关《伤寒论》研究的书籍悉数阅读，并且还阅读了线装书库的诸多古籍，并作了大量笔记。将当时研究《伤寒论》的各种方法做了细致的分析、研究，不同的内容用不同的方法进行研究学习，不但掌握了《伤寒论》的思想、方法、内在规律，还掌握了研究与学习中医的基本方法、思维模式、学习规律，因而获益终生。

曲夷： 也是因为这个原因，丁老师也身先垂范，对学生严格要求，鼓励他们多读书、勤写作。您和张安玲老师一起创办"丽东书院"，每周安排固定时间组织学生学习、讨论，坚持了10多年风雨无阻。

丁元庆： 李老对我的影响主要是治学态度、治学方法两个方面。

首先，是治学态度：严谨与执着。李老严谨的治学态度，给我留下深刻印象。李老晚年坚持读书，笔耕不辍，著述甚丰，每次拜见恩师，总见老人家手不释卷，还时常找出笔记给我看他的学习心得，每次都是震撼与满满的崇敬。李老学而不倦、活到老学到老的进取精神一直激励着我，虽已近退休却未敢懈怠。

曲夷： 李老的儿子李树沛老师在《李克绍医学文集》的序当中，提到很多李老工作、学习的细节。比方说爱惜书籍从不乱写乱画，买来的字典有缺页，自己用毛笔抄写几可乱真。读书一定要穿戴整齐在桌前端坐。读书写笔记，病案记录有按语。姜建国老师也曾经讲过李老生活简朴，就是喜欢读书，喜欢和学生讨论。感觉李老就是这样一位很有个性，敢于发表不同观点，同时又做事有原则，守规矩的学者。

丁元庆： 是的，守规矩与灵活变通确实是李老传授给我们的治学方法。研究生期间，通过对《伤寒论》的学习与研究，阅读历代《伤寒论》注家、医家、学者研究《伤寒论》方法的学习，为后来从事临床研究打下了良好的基础。其中，研究《伤寒论》要用不同的方法。"理法方药"四方面，需要用不同的方法进行研究。既要有规矩，还要灵活变通。

曲夷： 下面请您谈一下，经典学习与临床相结合的具体方法。

丁元庆： 学习和研究《伤寒论》首先要明理。既要弄清人体生理，也要弄清疾病病机，还要搞清病机演化规律。

记得已故著名中医学家岳美中先生讲过这样一句话，《伤寒论》全书有这样一个特点，"言证候不谈病机，述病理而少及生理，出方剂而不言药理"。这无疑增加了学习的难度,每每令人望而生畏。

《伤寒论》理本《内经》《难经》,这是《伤寒论》历千年而不衰的根本所在。

因此,李老倡导学习《伤寒论》必须与学习《内经》《难经》和《神农本草经》结合起来,同时,还要在临床上加以验证,才能真正把握其真谛。

曲夷:丁老师发表的学术论文有200余篇,其中有《基于〈黄帝内经〉营卫理论探讨抑郁障碍共病失眠的发病机制》《从〈伤寒论〉少阴病探讨卧寐异常的病机与证治》《从阳明太阴虚实病机理论研究代谢综合征》《葛根黄芩黄连汤加味治疗颈动脉粥样硬化》《当归"主治咳逆上气"临床治验》等,都能从题目上看出经典理论与临床实践的结合。

丁元庆:就以很常见的肥胖举例来说。肥胖以及以腹型肥胖为基础的代谢综合征是慢性病的基础。通过临床观察发现,腹型肥胖分别见于能食和不能食两类人群。阳明胃热则消谷善饥,故能食而肥;太阴脾虚则不能食而肥。受"实则阳明,虚则太阴"这一观点的影响,提出在肥胖及代谢综合征的研究中,应该遵循"实则阳明,虚则太阴"的思路。阳明实、太阴虚的关键在于营卫失常,因而通调营卫就是治疗的核心理念。这样就将《内经》《伤寒论》与当代临床紧密地联系在一起。这就是李老所说的"理论联系实际,在临床医疗中灵活运用"的标准所指。

曲夷:《内经》中的这段话,可以指导我们治疗现代临床常见的代谢综合征。肥胖有虚有实,可以分别从太阴、阳明辨证施治。"明理"才能融会贯通、学以致用。

丁元庆:是的。《医宗金鉴·凡例》有这样的论述:"医者书不熟则理不明,理不明则识不清,临证游移,漫无定见,药证不合,难以奏效。"突出强调学医首先要明理的重要性。明理是学习《伤寒论》的根本所在,而《伤寒论》之难学也在于此。

活用经方

曲夷：李老自学中医，背诵方歌、经典，没有师傅引导不敢轻易临床。据先生回忆，第一个患者是本村的一位村民，因气短、胸满，求治于先生。先生根据《金匮要略》"夫短气有微饮，当从小便去之，苓桂术甘汤主之，肾气丸亦主之"，试着用了苓桂术甘汤原方，1 剂获效。从此有了诊病的信心。很快，李老发现单靠熟记原文，对症用方，有时有效，有时无效，发出"医之病病方少"的感慨。

经过临床多年的体悟，李老终于认识到好的医生应当灵活辨治，不囿于书本上的条条框框、治病的所谓常法，并引用柯韵伯的话提出"胸无半点尘者方可为医"。柯韵伯说过："胸中有万卷书，笔底无半点尘，始可著书；胸中无半点尘，目中无半点尘者，才许作古文疏注。"这句话的本意是说，无论著书或是注解，必须要摆脱一切先入为主的框框。用到临床就是要做到心胸中无教条，框框与教条就是"尘土"，只有抛开框框与教条的东西，才能体现出中医变、灵、动的辨证论治思维的精髓。

2006 年出版的《李克绍医学文集》，汇集了李老平生医学著述，其中有一些是他生前未曾发表的医案医话、中药述要。

丁元庆：正确的处方，根基于准确的辨证。处方是中医临证治病的工具之一。法随证立，方由法出。

曲夷：请丁老师谈一下，《伤寒论》的"法"当如何学习呢？

丁元庆：中医所谓的"法"：包括"诊法、治法以及临证辨证思维方法"等。

第一，诊法。诊法是获取临床资料的手段。《伤寒论》强调四诊合参，认真细致，但在临床又各有侧重。只有不断的临证历练，才能熟练掌握和运用好诊法。

张仲景在《伤寒论·自序》中说："观今之医，不念思求经旨，以演其所知；各承家技，终始顺旧。省病问疾，务在口给；相对斯须，便处汤药。按寸不及尺，握手不及足；人迎、趺阳，三部不参；动数发息，不满五十。短期未知决诊，九候曾无髣髴；明堂阙庭，尽不见察，所谓窥管而已。夫欲视死别生，实为难矣！"诊法属于技术问题，非长期磨炼不可。诊法也是准确辨证的前提，辨证是立法、处方的关键。

第二，治法。治法根于辨证。《伤寒论》中的"治法"，包括 3 个方面。

其一，是有关病的治法，即通常所说的治则，如太阳病用汗法、少阳病用和法、太阴病用温补法，等等。

其二，是关于证的治法，如太阳中风的发汗解肌、调和营卫法，柴胡证的枢转少阳法等。

其三，是症状的治法，或者说加减法，主要见于方后注以及或然症的加减用药法。

熟悉不同层次的治法，是临证处方用药的关键。治法属于理论层面的内容。将诊法所获内容进行分析、思考，确立证候，则属于辨证，是中医临床独有的思维方式。通过辨证将理法方药有机地融为一体，称之为辨证论治。在《伤寒论》则曰"辨某某病脉证并治"。

曲夷：丁老师写过《头痛六经分证》《急性口僻从阳明论治》《"胃肠病致九窍不和"理论探析与临床应用》的文章，可以看出是您从经典学习中总结出来的辨治方法。

丁元庆：口僻发生在面部，表现为口眼歪斜。面部是足阳明胃经循行之地。《灵枢》记载：胃足阳明之脉"是主血所生病者……口㖞唇胗"。由此，经过不断地临床观察验证，提出急性口僻病在足阳明胃经的观点，足阳明经脉受邪，累及经筋，口目为僻。《灵枢·经筋》还提出："足之阳明，手之太阳，筋急则口目为僻，眦急不能卒视……"最后将葛根汤、葛根芩连汤、黄芪桂枝五物汤等用于急性口僻治疗，获得较为满意的疗效。这样就补充完善了中医有关口僻的证治规律。

临床发现问题，从经典中找答案，提出解决问题的思路与措施，最后再回到临床加以验证。这恰恰是李老强调的"要与临床相结合"的要求。

曲夷：李老有很多经典的病案，是我们现在上课仍然举到的典型案例，比如五苓散治疗疑似尿崩症的神经性多饮多尿症、桂枝去桂加茯苓白术汤治疗癫痫、当归四逆汤治疗头目不清爽、小柴胡汤治疗低热（详见附录）等。这些案例记述未必详实，却能启发思路，指导临床活用经方。

丁元庆："经方"的根本，在于它揭示了组方大法。组方用药是辨证论治的重要环节。《伤寒论》仅用89味药物，组成113首方剂，其中绝大部分在君、臣、佐、使之制方大法方面，皆有一定之规。学习《伤寒论》，必须把握经方的制方规律。

曲夷：丁老师总结了《近10年经方治疗中风的应用概况》一文，提出用桂枝汤加味治疗抑郁症，在2013年科技部重大科技专项新药研究中获得立项；用葛根芩连汤加味治疗颈动脉粥样硬化斑块形成的研究课题，2012年获国家中医药管理局国家中医临床基地科研专项课题，先期的研究获得2015年山东省中医药科技成果一等奖。您是如何把经方运用于临床常见病治疗的？

丁元庆：3年硕士研究生经历，在李老的指导下，认真学习、研究《伤寒论》，在研究方法、研究思路、学术视野、知识总量等方面，不断提升。研究《伤寒论》的所获为我在教学、临床方面奠定了坚实的基础，受用一生。

再以葛根芩连汤治疗颈动脉粥样硬化为例，颈动脉粥样硬化是卒中的独立危险因素。临床所见，火热致中颇多，但是从火热内生，到火热致中是如何发生的，古今医家论述不多。为此，在参阅《内经》论述的基础上，提出阳明火热内盛，炙灼足阳明人迎脉，形成人迎脉积，成为火热致中的中间环节，完善了火热致中的病机理论。提出用葛根芩连汤干预颈动脉粥样硬化及其斑块形成，取得了一定的疗效，同时培养出近20名硕士研究生。

曲夷：将经典与临床结合进行教学，您在2002年将学习《伤寒论》的体会与临证经验结合在一起，开设了"伤寒论与内科临床"公选课。

丁元庆：是啊，这门课选修人数众多，最多一次选修人数超过600人，要在老校学术报告厅授课。这是迄今为止我一次授课人数最多的科目。让我感受到《伤寒论》的魅力，体味到经典与临床结合的巨大感召力。

曲夷：有学生连续听了两学期的课，发现您每次都会调整讲课内容，不断地把个人的读书、临床心得融入课程教学中。2002年通过中医经典的考试选拔，您参加了第一期"优秀中医临床人才"培训项目，参加这一项目的200多位学员，现已成为全国各地的中医药临床领军人物。

丁元庆：中医临床离不开经典指导，而经典的核心在于"理法方药"，老师们给我的指导与启示恰恰涵盖了这些方面。学习《内经》成为我从医的基础，《内经》的智慧是我临床思维与创新的源泉。《伤寒论》则给予我严谨的临床思维模式与灵活的辨证施治规范，临证既要严守规矩，还需要因时、因地、因人变通。为此，提出了"看天看人看病"的诊疗心法。

当年我有幸参加优才项目培训，在这个过程中，深入阅读经典，坚持读书与临证，诸位恩师的提点、指导、教诲与启发始终是我进步的基础和动力。

中药辑要

曲夷：2006年出版的《李克绍医学文集》首次收录了《中药辑要》。李树沛老师在前言中指出"《中药辑要》是父亲对中药学几十年的总结积累，是父亲读书勤记的见证，是父亲临证常翻常阅的重要参考资料，父亲生前对他爱不释手"。

《中药辑要》收录了常用中药487种，辑录的书籍有本草学著作、古今医案集、专科医著等。内容有：医家的用药经验；本草著述有关药性、药效、使用方法、炮制方法的记述；验案。以第一味药麻黄为例，李老引述的论著有10部，其中有名家、名著，也有当代临床医师发表在杂志上的用药经验。

作为李老个人读书记录,《中药辑要》的内容并不规整,却是李老用心收集,且验于临床。所谓"勤求古训,博采众方",便是如此吧。

丁元庆:李老对药性的研究、运用颇为独到。研究生毕业后,初入临床,我被安排到省中医院急诊科锻炼,每天面对急性发热的患者,运用经方多数可以获得满意疗效,但是也有许多时候治疗并不满意,为此求教李老。其中,李老谈到用青蒿、白薇、玄参为主,并随证加减,可以治疗发热外感。得到李老提点之后,经过读书、思考、应用、研究,不断摸索,渐得其中奥旨,名之曰"清透凉营法"。

曲夷:这一方法的理论基础是什么?

丁元庆:临床观察发现,阴虚、热结是招致风热外感的病理因素。热邪内结,复为风热外束,热邪宜清,治宜清凉宣透。外感热邪治需清透,内蕴热邪,亦可清透,所谓"火郁发之"。

清热药物颇多,李老首选青蒿、白薇。常用药物组成:青蒿 15~30g,白薇 12~15g,玄参 12~30g。小儿用量酌减。

曲夷:李老为什么会选用这几味药物呢?

丁元庆:虚则补之,阴虚需要养阴,养阴之品有甘寒、咸寒之分,先生独用苦、咸寒之玄参,其中确有妙义。先生用药恰合《内经》"风淫于内,治以辛凉,佐以苦,以甘缓之,以辛散之。热淫于内,治以咸寒,佐以甘苦,以酸收之,以苦发之"之旨。

玄参甘苦咸,性微寒,具有清热凉血、养阴生津、解毒散结、润肠通便之效。玄参虽为养阴之品,却是清热要药,善治风热外感、火热上扰诸病证。《药性论》曰玄参"味苦。能治暴结热,主热风头痛"。其清热降火,养阴散结,又善治疗阴虚血热、热盛动血等证。《本草经疏》谓玄参"味苦而微寒无毒……散结凉血降火,故解斑毒,利咽喉也"。清热降火,滋阴凉血,利咽散结是玄参之所长。

曲夷:青蒿可用作阴虚潮热的退热剂。常用于温邪伤阴,夜热早凉,阴虚发热，骨蒸劳热，暑邪发热，疟疾寒热，湿热黄疸等病症的治疗。一般认为不适合用于温病早期。为什么李老在这里要选用这味药？

丁元庆：青蒿味苦、辛，性寒，气味芳芬，其寒能清热，辛能透达，苦主降泻。能退虚热、凉血、清热、解暑、化湿。清热无寒凝之弊，辛透无伤阴之虞，芳芬之气味使苦寒不伤胃气。《本草备要》说："凡苦寒之药，多伤胃气，惟青蒿芬香入脾，独宜于血虚有热之人，以其不犯胃气也。"

青蒿既能清透气分，又善清血分热邪，其苦能燥，芬芳透达，善于除湿、醒脾、化浊、解暑。

曲夷：白薇，清热凉血，主治阴虚内热，也是阴虚外感发热的常用药。

丁元庆：白薇苦咸性寒，具有清热凉血、利尿通淋、解毒疗疮之效，长于治疗阴虚内热、阴虚血热、阴虚风动诸证，临床多作清退虚热药用。《本草乘雅》曰白薇"气平，味苦咸……苦能入骨，润下作咸，咸性走血，咸能软坚"。《本草分经》曰白薇"苦、咸，寒。阳明冲任之药。利阴气，清血热，调经"。《重庆堂随笔》载："温热证邪入血分者，亦宜用之。"

白薇是阴虚外感风热常用药。孙思邈《备急千金要方》葳蕤汤用此以治风温身热，汗出身重。白薇清退阴虚之内热，又能清泻外感之风热，对阴虚外感之人尤为适宜。正如《本草经疏》所说："白薇全禀天地之阴气以生，经曰：热淫于内，治以咸寒。此药味苦咸而气大寒，宜其悉主之也。"何秀山曾曰："惟风热风燥二症，常多夹痰，均当用辛润法，解其邪以豁其痰，如加减葳蕤汤、清燥救肺汤之类。"

三物合用则能清透外感风热，清泻内结蕴热，清退阴虚之热，养阴降火凉血，适于阴虚内热之体，复感风热、暑热、暑湿在上焦或影响血分诸证。又内蕴郁热复感温热之邪，易伤阴液，用玄参甘寒、咸寒滋阴增液，有预护其阴之妙。

曲夷：李老选用这3味药，是依据患者的体质特点，参以季节气候的变化。所谓"谨守病机，勿失气宜"，因人、因时、因地制宜。

丁老师，您发表的论文，无论是讲病讲方，都有很细致的药性解析，您在中医传承辅助平台微信公众号"元庆说药",连续发布文章 33 篇,也是结合临床经验谈药用,让后学获益良多。

丁元庆:我对中药药性的重视,起因有 3 个方面。

第一,我上大学之前,最初在药材公司从事中药材仓储、加工、经营的经历,长期接触中药饮片,让我对中药的物象有着更多的感性认识,甚至可以说对中药情有独钟。受此影响,这种发自内心的情感,使得我对药性理论特别感兴趣,因而学习特别自觉和执着。

第二,研究生期间,学习《伤寒论》总要研究药性,此间在李老指导下,读过《本经疏证》《本草思辨录》等著作。

第三,临床需要是研究的动力。研究生毕业后我先是在中医内科教研室任教,随即进入附属医院急诊科工作,此后跟随我的临床导师卢尚岭教授做住院医师 7 年之久。卢老曾经在中药教研室讲授《中药学》,熟谙中药药性,后到中医内科教研室从事临床与教学,因而卢老临床用药独具特色,对我影响极大。

工欲善其事,必先利其器。中药是中医治病的重要手段,对药性理论研究与掌握的程度影响着临床疗效和安全。从前的工作经历,师从卢老的收获,临床用药的体验,时至今日我仍然不断学习、探索古今医家用药经验,临证细心体验,不断总结。

熟谙药性,用药才能精当;熟悉证候变化,临证才能灵活加减。加减灵活,药随证易,量因证变,效应于药,每于加减之中,新意迭出。另外,还需熟悉调剂方法,注意服药因证而异。这也是学习《伤寒论》并全面掌握理法方药的最后一个环节。

曲夷:您发表了多篇论文论及桔梗、旋覆花、当归、香附、川芎、麦冬、泽泻、白头翁等药物,及柴胡与芍药、黄芪与金银花等药物配伍的功用。您的每一篇文章都是汇集古今本草著作、名家论述,结合个人经验而成。可见,您在繁忙的临床工作之余,常年坚持大量阅读。

丁元庆:读硕士期间在请教李克绍先生对读书的要求时,李老说"什么书都可以读,读懂才是最重要的"。读书为明理,因而书目没有限制。

养成勤于阅读、勤于思考的习惯，并坚持至今。

曲夷：丁老师，有关本草药性的研究，是学习《伤寒论》的重要内容，也是熟练掌握和应用经方的关键之一。您能否举例介绍一下，学习《伤寒论》对您研习本草的影响。

丁元庆：好的。那就以桔梗为例吧。

《伤寒杂病论》用桔梗的方剂只有 4 首桔梗汤。《伤寒论》用桔梗有 3 张方剂，一是 140 条白散方（桔梗三分　巴豆一分，去皮心，熬黑，研如脂　贝母三分）；二是治少阴咽痛，311 条（少阴病二三日，咽痛者，可与甘草汤。不瘥，与桔梗汤）；三是 317 条通脉四逆汤加桔梗方。《金匮要略》用桔梗汤治疗肺痈。

张仲景用桔梗本于《神农本草经》，后世医家治疗咽喉疼痛，大多以桔梗汤为依据加减化裁。

我在讲授《中医内科学》过程中发现，书中涉及用桔梗的方剂很多，诸如桔梗汤、银翘散、天王补心丹、参苓白术散、血府逐瘀汤，以及治疗肺痈的 5 首方剂银翘散、如金解毒散、沙参补肺汤、加味桔梗汤、桔梗杏仁煎等。书中方解难以令人满意。

于是，我就按照李老提出的"要与《神农本草经》结合起来读"的方法，从《神农本草经》中找出了答案。《神农本草经》曰桔梗"主胸胁痛，如刀刺，腹满肠鸣幽幽，惊恐悸气"。

结合上述方剂的功效分析理解，进而总结出桔梗的功效有：宣肺利咽，祛痰排脓，宣肺气，化湿邪调畅气机，行气活血，止惊悸安心神等 6 个方面。比较完满地解释了教科书用桔梗的功效，方便同学们理解记忆。

感恩李老教诲，使我养成了读书与思考的习惯。

胃肠病漫话

曲夷：胃肠病为临床常见病、多发病。应《山东中医杂志》约稿，李老总结临床诊疗经验，总结 15 种常见胃肠病常用方，自 1981 年，连续刊载于《山东中医杂志》，在读者中产生了较大影响，后结集出版。

《胃肠病漫话》分为 7 章，全部疾病均以症状命名，无论患者是器质性病变抑或非器质性病变，没有什么炎症、溃疡之类，有呕吐的症状就叫呕吐，干呕的就叫干呕，哕逆的就称作哕逆，出现腹泻就称作腹泻，全书一共记载了 15 种脾胃病证及其辨证治疗。这样朴素的病名描述不但体现了中医本色，而且通俗易懂，也恰好是患者主诉，有利于经验总结，更适合医学生的临床启蒙。

《胃肠病漫话》中所有收录的古今名方，收录的标准并不是根据此方出自哪个"名人"之手，或者是出自哪部"经典"著作，真正的标准只有一条，就是必须经过历代医家和李老自身临床实践的验证。

李老临床处方用药，药物一般六七味，用量大致 3g、6g、9g，可谓用药简练精到。

关于脾胃病的治疗方药，自古至今流传甚多。从书中源引诸多医家的医案与方药，可以看出李老明显偏爱实用精炼的小方，体现了他一贯的处方用药主旨和习惯。譬如在呕吐病的治疗中，他提到了薛生白《温热条辨》一书中治疗湿热证"呕哕不止，昼夜不差"的方药：黄连三五分，苏叶二三分，水煎服。李老对此简捷小方很是欣赏，在临床上也反复使用。

丁元庆： 是这样的。这是当年李老赠予我的山东中医杂志编辑部出版的《胃肠病漫话》原版。这里有李老的题字。李老的《胃肠病漫话》一书确实是简洁、易读、易懂、实用，可操作性强。我讲授《中医内科学》就借鉴了《胃肠病漫话》的许多内容。

曲夷： 丁老师，您从事脑病临床 30 余年，能否结合临床谈谈您对李老《胃肠病漫话》的应用？

丁元庆： 我就从李老用半夏泻心汤治疗失眠的医案说起。

《胃肠病漫话》第六章标题是"胃肠病引起精神、神经症状的治法"，其中记载了这样的一个医案：一位老年女性患者，春季发作失眠，久治不愈。李老根据"脉涩而不流利，舌苔黄厚黏腻"，考虑其为湿热结滞，经过有针对性的问诊，了解到患者"胃脘痞闷，丝毫不愿进食，多日未大便，但腹部并不胀痛"，确定其病位在胃脘部。考虑此为"胃不和则卧不安"，要想安眠，先要和胃。处以半夏泻心汤。傍晚服药，当晚就能酣睡，满闷烦躁，都大见好转。（详见"附录——半夏泻心汤治疗失眠案"）

本患者治愈1年后，失眠症又发作过一次，也是伴随肠胃症状出现的，这足以证明，其失眠的根本原因，在于肠胃不和。

除了《素问·逆调论》所说的"胃不和则卧不安"之外，《素问·通评虚实论》还提出"头痛，耳鸣，九窍不利，肠胃之所生也"。

胃肠气机和畅，浊气下行，营卫调和，则人体脏腑百骸、五官九窍和利。这就告诉我们，头面官窍，乃至精神心理疾病可以从阳明胃肠论治。

胃肠气机与人的精神活动密切相关，因此，胃肠失调，脏腑失和，就会导致精神失常，正如邹澍在《本草疏证》中所说"胃肠流通，气机畅茂"。

当代有关胃肠菌群的研究，从另一个方面解释了胃肠与大脑功能密切相关。患者舌苔黄厚黏腻，胃脘痞满，不思饮食，表明湿热中阻，胃气失于和降，浊气上逆，以致烦躁不寐。半夏泻心汤去人参、干姜，加枳实、炒麦芽、神曲、苍术，清理湿热，和中降浊，其效立至。

曲夷：李老在《胃肠病漫话》中专列"胃肠病引起精神、神经症状的治法"。说明从古至今此类疾病临床并不少见，依法治之，临床有效。这是从胃肠调理烦躁失眠的经典案例，值得认真学习与实践。

丁元庆：李老的《胃肠病漫话》确实是简洁、实用。其中对李中梓先生治泻九法的认识与总结十分详尽，值得后学玩味与学习。李老对五更泻的临床表现与病机的阐述，就很有启发。

曲夷：五更泻是根据泄泻发生的时间特点来命名的。

丁元庆：五更泻的临床表现很有特点。因为是在半夜以后、天未亮以前，必腹泻一两次或多次，其余的时间不泻，每天如此，丝毫不减，所以叫五更泻。

曲夷：五更泻属于肾泻，临床常用四神丸温阳涩肠。

丁元庆：这确实是教材中的一般认识。李老提出，五更泻的病机在肝肾失调。肝肾协调，互相制约，疏泄和闭藏统一，大便就会正常。反之，如果肝气太强，疏泄太过，肾气太弱，不能闭藏，就会不分昼夜，大便频繁。另一方面，如果肾闭藏太过，肝不能疏泄，又会大便闭而不行。这都是病态。

曲夷：从肝肾失调的两种情况，分析大便异常的两种状态。

丁元庆：肾阳虚的五更泻，发病于半夜之间，或刚过夜半，肝气略微的萌动，就急不可待，马上要腹泻，这就说明五更泻的关键，在于肾而不在于肝。

曲夷：虽然病机关键在肾失闭藏，但要整体上去认识导致肾失闭藏的原因。

丁元庆：李老强调五更泻不能等同于肾泻。不要把所有起床以前腹泻的人，都认为是肾阳虚。他说："也有的白天还好，一到傍晚就肚腹膨胀，一夜不安，在天将明时，腹泻一次，泻后症状减轻，这就不是肾泻。因为大便不是鸭溏，也没有手足发凉、精神疲惫等肾阳虚的症状，而且在半夜之前肠胃就已经有不舒适的感觉。这是脾湿太盛，与肝肾没有关系，可用胃苓汤加木香、砂仁，或理苓汤加木香。"

曲夷：五更泻只是强调了发病时间有规律性，临床辨证不能只看时间，还需整体辨证。

丁元庆：天明前后，有许多情况可以出现腹泻。譬如有酒积的人，常常在早晨还没有起床就想大便。但是他的大便溏黏，或夹杂粪块，午后却仍然是成形的粪便，也没有手足发凉、脐下冷等肾阳虚的症状。用二陈汤加酒煮黄连、红曲，研末，再用陈酒曲打糊为丸，乌梅煎汤送服，即可逐渐治愈。

曲夷：五更泻可以是肝肾失调、肾阳亏虚导致的肾泻，也有湿盛、酒积引发的。不同原因引起的五更泻，在治疗上有什么共同之处呢？

丁元庆： 李老提出治疗五更泻的服药时间需要特别注意："凡治五更泻，必须在临睡前服药。若服在起床以后，距离腹泻时间太长，效果就差。"

曲夷： 这符合《伤寒论》54 条中，对于"时发"的病证提出的"先其时"服药的方法。

丁元庆： 以我个人临床所见，当代社会，由于饮食习惯、卫生状况等的巨大变化，相比泄泻而言，便秘更为常见。便秘既可以单独出现，更多的情况是与其他疾病伴随而来，临床各科疾病，皆可见便秘。因此，如何调治便秘，应该是临床医生的基本功。

李老在《胃肠病漫话》中对便秘的症状描述非常准确，对便秘的处方规律的概括恰如其分，临床颇为实用。

曲夷： 提到便秘，一般会认为便秘是大便干硬，很多天排一次。

丁元庆： 李老提出："秘"，有"闭"的涵义，便秘，就是大便不畅快。通常认为只有粪块干硬难出，才算便秘，这是不对的。其实，只要排便时感觉困难、费力，不论粪块干硬与否，都叫作便秘。

曲夷： 古人对于便秘，有风秘、湿秘、气秘、寒秘、热秘之分，称为"五秘"。李老在《胃肠病漫话》中，分别介绍了五秘的病机、治法与处方、加减运用，并附有验案。

丁元庆： 李老所介绍的处方，临证疗效可靠。如风秘，用滋燥养荣方对肠燥便秘，特别是伴有皮肤干燥者，尤为适宜。滋燥养荣汤（《证治准绳》）的组成有：生地黄、熟地黄、白芍、黄芩、秦艽各 5g，当归 6g，防风 3g，甘草 1.5g，水煎服。

曲夷： 便秘虽不是危重病症，长期反复发作，却能明显影响生活质量。

丁元庆： 不仅是影响生活质量，还会影响健康。由于该病症病因证候颇为复杂，我个人总结了几点用药规律。除常用到的泻下通便药可随证选择外，还经常用到：行气导滞药，如枳实、厚朴、槟榔、莱菔子；偏于理气和中的有：陈皮、半夏、木香；升清导滞的有：柴胡、升麻、葛根。

除了上述两种类型的常用药物之外，还要根据证型对因治疗。如热秘，用苦寒药，黄连、黄芩、山栀；燥结，用滋润之品，麻子仁、杏仁、蜂蜜、麻油；寒凝，用温通药，附子、肉桂、硫黄；气滞，宜开郁导滞，槟榔、枳壳、枳实、乌药；虚秘，则补虚，分气血阴阳而行之。李老特别强调"临床时随机应变，灵活运用"。

曲夷：对于胃肠病的调治，李克绍先生选方的原则，是疗效确切、简便实用。虽以症状分类治法，却又绝非简单地对症用药，专列"胃肠病引起精神、神经症状的治法"更是提示了中医整体辨治的重要性。五更泻是发病时间、治疗时间有共性特点的一类泄泻，若将其一律视为肾阳虚衰，难免死板教条。便秘虽非急重症，临证确实多发而难愈，辨清寒热虚实方能取效。

（丁元庆　曲夷）

1987 年，进入少年班学习不久，就在姜建国老师讲授的预科班课程中，听说了李克绍先生的大名。1992 年担任班主任的吴修符教授安排了李老的小型讲座，得以与先生有一面之缘。1998 年研究生毕业留校工作，集体备课时，前辈们常回忆起先生当年工作的情景，他对年轻教师的严格要求与细致关心，陈年往事让人感怀。2003 年开始参与姜建国教授开设的《李克绍与伤寒解惑论》公选课的讲授，对先生伤寒学术的观点、治学特色有了深入认识。

自此，将先生对疑难问题的分析与思考融汇于《伤寒论选读》的授课中，发现无论是六经传变、六经欲解时、中风与伤寒等伤寒研究的基本问题，还是具体到个别字词、条文解读，都能从《伤寒解惑论》中得到启示。2012 年开始，为配合齐鲁伤寒流派传承工作室建设，姜建国、丁元庆、于俊生、司国民教授组织协作，梳理先生的学术思想、临证经验，也让我们得以有机会聆听各位老师的学习心得、临证体悟。

2017 年，丁元庆教授年已六十，临近退休，工作却是日渐繁忙，除了日常的教学、临床，还承接了山东省中医院经典病区筹建工作，着力为经典实践教学、传统诊疗模式的临床基地建设探索新径。课程筹备期间，正值济南最热的七八月份，每周去门诊与老师面谈。刚刚完成几十个患者的诊治，老师已略显疲惫，但对文稿的修订从无懈怠。为丰富课程资料，他找出珍藏的书籍、照片、手稿，细致严格，却又耐心周到。老师常常感叹，毕业多年很多细节已模糊，在他发表的 200 多篇论文中，却总能将经典理论与临床诊疗方法融会贯通。可以说，3 年伤寒专业的研究生学习，对他以后的临床、科研思路潜移默化地产生了深远影响。

学术传承，不局限于观点、理论，更有方法、态度。希望我们这一代人，也能够把握齐鲁伤寒的学术精髓，有所发展，有所创新，并能传之于后学。

（曲夷）

李克绍先生验案

五苓散治疗神经性多饮多尿症

男，7岁，茌平县人，于1975年7月12日来诊。患儿多饮多尿，在当地医院曾检查尿比重为1.007，疑为尿崩症，治疗无效，遂来济南。经余诊视，神色脉象，亦无异常，唯舌色淡，有白滑苔，像刷一层薄薄不均的糨糊似的。因思此证可能是水饮内结，阻碍津液输布，所以才渴欲饮水，饮不解渴。其多尿只是多饮所致，属于诱导性的。能使不渴、少饮，尿量自会减少。因与五苓散方：白术12g，茯苓9g，泽泻6g，桂枝6g，猪苓6g。水煎服。上方共服2剂，7月14日其家长来述症状见轻，又予原方2剂，痊愈。

桂枝去桂加茯苓白术汤治疗癫痫案

女性，年约五旬。患者经常跌到抽搐，昏不知人，重时每月发作数次，经西医诊断为癫痫，多方治疗无效。后来学院找我诊治。望其舌上，一层白砂苔，干而且厚。触诊胃部，痞硬微痛，并问知其食欲不佳，口干欲饮。此系水饮结于中脘。但患者迫切要求治疗痫风，并不以胃病为重。我想，癫痫虽然是脑病，但是脑部的这一兴奋灶，必须通过刺激才能引起发作。而引起刺激的因素，在中医看来是多种多样的，譬如用中药治疗癫痫，可以任选祛痰、和血、解郁、理气、镇痉等各种不同的方法，有时都能减轻发作，甚至可能基本痊愈，就是证明。

本患者心下有宿痰水饮，可能就是癫痫发作的触媒。根据以上设想，即仿桂枝去桂加茯苓白术汤意，因本证不发热，把桂枝、姜、枣一概减去，又加入枳实消痞，僵蚕、蜈蚣、全蝎以搜络、祛痰、镇痉。处方：茯苓、白术、白芍、炙甘草、枳实、僵蚕、蜈蚣、全蝎。

患者于 1 年后又来学院找我看病，她说，上方连服数剂后，癫痫一次也未发作，当时胃病也好了。现今胃病又发，只要求治疗胃病云云。因又与健脾理气化痰方而去。

当归四逆汤治疗头目不清爽案

男性，中年，1996 年初夏到省中医院求诊。主诉：头目不适，似痛非痛，有如物蒙，毫不清爽，已近 1 年。自带病历一厚本，若菊花、天麻、钩藤、黄芩、决明、荆、防、羌、独等清热散风的药物，几乎用遍，俱无效果。我见他舌红苔少，考虑是血虚头痛，为拟四物汤加蔓荆子一方，3 剂。患者第二次复诊时，自述服本方第一剂后，曾经一阵头目清爽，但瞬间即逝，接服二三剂，竟连一瞬的效果也没有了。我又仔细诊察，无意中发现，时近仲夏，患者两手却较一般人为凉。再细察脉搏，也有细象。因想《伤寒论》中论厥证，肢冷脉细，为阳虚血少，属于当归四逆汤证。此患者舌红苔少，也是血少之征，论中虽未言及本方能治头痛，不妨根据脉症试服一下。即给予本方原方 3 剂。下次复诊，果然症状基本消失。为了巩固疗效，又给予 3 剂。患者说，已能恢复工作。

小柴胡汤治疗低热案

男，50 岁，济南精神病院会计。1973 年初夏，发低热。在楼德治疗无效，返回济南。西医检查，找不出病因、病灶，每日只注射盐水、激素等药物，治疗 2 个月，仍毫无效果。该院西医某大夫，邀余会诊。患者饮食二便，均较正常，只是脉象稍显弦细，兼微觉头痛。《伤寒论》云："伤寒脉弦细，头痛发热者属少阳。"因与小柴胡汤原方，其中柴胡每剂用 24g，共服 2 剂，低热全退，患者自觉全身舒适。该院医师有的还不相信。结果过了 3 天，患者病愈，已能上班工作。

半夏泻心汤治疗失眠案

女，年六旬余，山东大学干部家属。1970 年春，失眠症复发，屡治不愈，日渐严重，竟至烦躁不食，昼夜不眠。每日须服安眠片，也只能少睡片刻。按其脉，涩而不流利，舌苔黄厚黏腻。并问知其胃脘痞闷，丝毫不愿进食，多日未大便，但腹部并不胀痛。这是湿热结于胃脘，"胃不和则卧不安"，要想安眠，先要和胃。

处方：半夏 12g、黄连 9g、黄芩 9g、炙甘草 6g、枳实 9g、炒麦芽 9g、苍术 12g、炒神曲 6g、大枣 2 枚。水煎服。

傍晚服下，当晚就酣睡了一整夜。满闷烦躁，都大见好转。接着略作出入加减服了几剂，终至食欲增进，大便通畅，一切症状，大有好转。

（以上案例录自《李克绍医学文集》，山东科学技术出版社，2006：317-324.）

推荐参考资料

［1］李克绍. 李克绍医学文集［M］. 李树沛，姜建国，辑. 济南：山东科学技术出版社，2006.

［2］姜建国. 李克绍学术经验辑要［M］. 济南：山东科学技术出版社，2000.

［3］李克绍. 李克绍医学全集［M］. 北京：中国医药科技出版社，2012.

［4］胡春雨，赵丽丽，杜世豪，等. 丁元庆辨治湿热头痛经验［J］. 中国中医基础医学杂志，2016，22（10）：1401-1402+1411.

［5］李栋，丁元庆. 李克绍治疗失眠经验［J］. 山东中医杂志，2015，34（07）：543-544.

［6］丁元庆. 从中医角度认识 CAS 斑块［N］. 中国中医药报，2010-12-13（004）.

［7］丁元庆. 当归"主治咳逆上气"临床治验［N］. 中国中医药报，2010-03-01（004）.

［8］丁元庆. 湿热头痛葛根芩连汤治验［N］. 中国中医药报，2010-02-24（004）.

［9］丁元庆. 活用经方辨治偏头痛［N］. 中国中医药报，2007-01-31（006）.

［10］丁元庆. 桂枝加龙骨牡蛎汤治抑郁症验案二则［N］. 中国中医药报，2006-12-15（006）.

［11］丁元庆. 从《伤寒论》少阴病探讨卧寐异常病机［N］. 中国中医药报，2006-11-08（005）.

［12］丁元庆. 头痛六经分证［N］. 中国中医药报，2005-08-22（006）.

精于方，炼于药

——周凤梧先生方药经验访谈

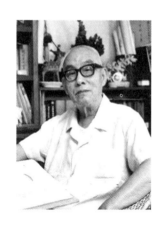

周凤梧先生

周凤梧先生（1912~1997），山东省临邑县人，祖籍浙江省萧山县。著名中医方剂学家、教育家、临床家。山东中医学院（现山东中医药大学）教授，中共党员，九三学社社员。

先生1912年12月19日出生于山东省临邑县一个三代中医世家，曾祖父、祖父、伯父皆为临邑名医。16岁高小毕业，师从表兄张文奇医生启蒙学习中医。20岁后相继问业于山东名医王静齐、徐鞠庐、吴少怀，医术日进。1937年迁居济南。1940年经济南市中医考试，领取执照。1945年借济南市永安堂药店坐诊悬壶，因医术高超，挂牌不久便名扬泉城。1949年，响应政府号召，成立济南市医务进修学校暨济南市中医学会，任该校中医部副主任及学会副主任。1951年5月，组建济南市第一中西医联合诊所，任所长。1956年，入山东省中医研究班进修，结业后留任教员。1958年，调至新建校的山东中医学院，任中医内科教研室主任兼附属医院内科副主任、中药方剂教研室主任、《山东医刊》副总编辑等职。

1979 年 6 月 20 日，先生在中华全国中医学会成立大会召开之际，作为山东的唯一代表，应邀参加了国家主要领导人召开的名老中医座谈会，欣慰之余，他赋诗一首："枯木逢春春无际，风云际会会有时。伏枥犹有千里志，试教岐黄换新姿。"热切期望中医药事业在我国医药卫生事业中发挥更大的作用。

周凤梧先生从医、执教 30 余年，熟谙岐黄经旨，敏于临证变通，擅长内、妇、儿诸科疾病，精专中药方剂，善施小方，学验俱丰；为人师表，行为世范，专心培养后学，深受学生爱戴；学识博深，勤于著述，主编和编著了《本草经百五十味浅释》《黄帝内经素问白话解》《黄帝内经灵枢语释》《中医妇科学》《中药方剂学》《实用中药学》及《中药函授讲义》等，共计六百二十余万字，畅销国内外。

历任中华全国中医学会理论整理研究委员会委员、中华全国中医学会理事、中华全国中医学会山东分会副理事长、中华全国中医药学会山东分会顾问、山东省第四届、第五届政协常委，全国中医方剂研究会顾问，以及《山东中医杂志》《山东中医学院学报》编委会主任等职，享受国务院政府特殊津贴。

周老一生情志高远，勤奋好学，淡泊名利，倡导"医道精深，不可浅尝辄止，而医者责任重大，临证不可不慎"，为中医药学发展做出了突出贡献。

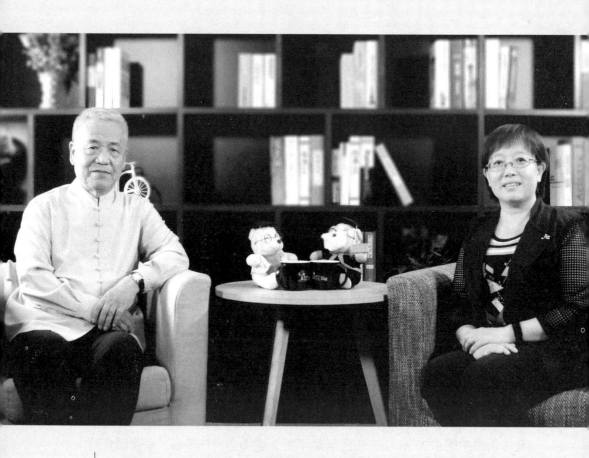

访谈主题：周凤梧先生方药经验
访谈人：刘持年 —— 王欣

刘持年，山东中医药大学教授，博士研究生导师，山东省优秀共产党员，山东省名中医药专家，荣获全国优秀教师、山东省优秀教师等荣誉称号。师从全国名老中医药专家周凤梧教授，从医、执教兼事科研50余年，在中医制方理论研究和中医内科临床方面，有着深厚造诣。出版学术著作10余部，发表学术论文40余篇。2012年评为山东省名老中医药专家传承工作室建设项目专家。2014年评为全国名老中医药专家传承工作室建设项目专家。

访谈专家

治学特点

王欣：刘老师，2017年9月10日，是周凤梧先生去世20周年的日子。作为周老的学生，您一定对周凤梧先生的学术思想和临证经验十分熟悉。首先，能否请您给我们介绍一下周老对中医方药的认识呢？

刘持年：好的。作为周老的学生，今天能来介绍我校已故的全国著名中医药理论家、临床家、教育家周凤梧先生对方、药精深独到的见解，我很高兴。但是由于水平有限，学习继承得也不够，难以介绍全面，只是粗识途径，敬请见谅。

周凤梧先生一生辛勤耕耘杏林，投身教育，学术严谨，勤于著述，他特别擅长中医内、妇、儿科，而且医理精深，精研方药，临床经验很丰富。周老认为中医方药是非常重要的，处方用药既是中医施治的基本途径与方法；也是中医诊疗体系"理、法、方、药"的重要组成部分；同时它又展现了一个处方者，也就是医生的中医诊疗水平；更体现了中医学的科学性、经验性和实用性。

王欣：刘老师，在跟师侍诊过程当中，周凤梧先生的哪些见解给您留下了最为深刻的印象呢？

刘持年：在我跟师侍诊和学习过程中，周老非常强调的有三句话："为医勿忘德""为医勿忘精""医之病，病在不思"。这三句话对我的影响最大，令我受益终生。也可以说，每一个中医药工作者都要用这三句话来要求自己。

第一，"为医勿忘德"。周老生前经常要求我们，作为一名临床医生不仅要有精湛的医术，还要把医德医风放在第一位，这就是"为医勿忘德"。

第二，"为医勿忘精"。最近几年我们开始提倡"精准医学"，虽然周老那时候还没有这个名词，但老先生经常要求我们，无论是研究理论，还是处方用药、临床治疗，都要做到"精"，"精"要贯穿临床诊疗的始终。我们今天要讲的周老"精于方，炼于药"的诊疗思想，就是这句话的具体体现。

第三，"医之病，病在不思"。是指医生的毛病，在于不善于动脑筋、不善于深入思考。怎么样才能做到"精"呢？医生必须要思考，思考才有悟性，才能达到"精"。

"若为良医，必须精于方、炼于药。"这是周老一直强调的。周老在临床组方用药的时候，主张"少而精专""多而不杂"，反对不根据病情而用药重、用药贵，这是制方的不良现象，是坚决要反对的。

王欣：周凤梧先生去世整整20年了，但他"为医勿忘德""为医勿忘精""医之病，病在不思"的谆谆教诲，至今犹在耳边回响，这些都是先生留给我们的极其宝贵的精神财富。周老精通本草、深研方药，不论教学、临床，都孜孜以求，一丝不苟，这种严谨踏实、精益求精的治学态度，堪为后学之楷模。

"精于方"之识方

王欣：刘老师，您在编写《周凤梧学术经验辑要》的时候，专门提出来"医药同一理，为医应精于方、炼于药，这是周老的诊疗思想"。那么对于"精于方"，您能不能给我们详细地介绍一下呢？

刘持年：周老"精于方"的诊疗思想，有三个方面内容：第一，识方要深切；第二，用方要熨帖；第三，制方要精当。

王欣："识方要深切"，就是了解和认识一首处方，要深入、深刻，切合原方的要旨。

刘持年：是的。周老所说的"识方深切"，主要是针对成方来说的，就是要领悟成方的实质，包括药物的组成、配伍的精专、功能主治等等，这些都要深切地去理解，这样才能明其理，活其法，从而达到用方圆通灵活、既善且效的境界。

王欣：刘老师，您给我们举个例子吧！

刘持年：譬如说，张仲景《金匮要略》的经方"桂枝加黄芪汤"，组成即桂枝汤加了一味黄芪。从方义来说，就是由桂枝汤调和营卫，加黄芪益气实卫固表、扶正御邪，实为预防外感之良剂。我们深切理解了这首方剂的方义，临床就可以把它用于感冒的预防了。

再比如，《医方类聚》的玉屏风散，这首方由黄芪、白术、防风组成。它的方义，是重用黄芪、白术补脾益肺以实卫，配伍少量防风祛除风邪。整首方剂的配伍特点是补中有散，散中寓补，益气兼以祛邪，临床用以治疗患者表虚自汗，虚人感冒风邪之证。这首处方的另一个特点，是除了治疗作用之外，还具有预防功能，临床对于腠理空虚、易于外感的患者，可以益气实卫，提高抵抗力和免疫力，发挥未病先防的作用。

王欣：刘老师刚才举的这两首方例，都是在深切理会方义的基础上，对古方进行的合理运用。可见，深刻领悟原方的配伍特点、组方要义，是临床合理用方的基础和前提。

刘持年：在"识方深切"这一方面，周老还特别强调要注意一些同名异方，这些方剂虽然方名相同，但来源不同，所以其功效、主治也就不同。

例如，我们常用的"独参汤"。众所周知，《医方类聚》中单用一味人参的方剂，名曰"独参汤"，具有益气救脱功效，可用于抢救治疗气虚血脱、气随血脱之吐血、血崩或血晕诸症。另外，还有一首独参汤，出自《校注妇人良方》，组成是人参二两或三四两、炮姜五钱，炮姜用量不及人参的一半，补气回阳，救逆固脱，临床用于元气虚弱，恶寒发热，或作渴烦躁，痰喘气促；或气虚卒中，不语口噤；或痰涎上涌，手足逆冷；或难产，产后不省，喘息等症。《辨证录》也载一首独参汤，方中组成是人参三两、附子三分，要注意这并不是参附汤。我们临床常用的参附汤，多是指《医方类聚》引《济生续方》的参附汤，组成是人参半两、炮附子一两，也就是说人参用量是附子的一半，具有回阳益气固脱之效。但是《辨证录》的独参汤，附子才用了三分，用量远远小于人参，为什么呢？这就是中医所讲的"益气须先助阳"，少量附子的配伍是为了增强人参的补气作用，所以此方临床用于治疗久痢之后，下多亡阴，阴虚而阳暴绝，一旦昏仆，手撒眼瞪，小便自遗，汗大出不止，喉作拽锯之声者，用此方益气固脱，挽救于顷刻。

王欣：刘老师刚才讲到了三首"独参汤"，方名虽然相同，但是方源不同，组成也不同，有单用一味人参者，也有人参配炮姜的，还有人参配附子的，所以方剂的功效、主治也不同。可见，临床准确辨别"同名异方"，了解其组成、功效差异，才能在临床上合理有效地进行应用，这是"识方要深切"的重要内容之一。

刘持年：周老的"识方要深切"，还包括需要辨别药物组成相同的处方，这些处方虽然药味相同，但因为用量不同，功效、主治也存在较大差异。

例如，同样由黄芪、白术、防风三味药组成的处方，由于用量不同，功效、主治就不同。一个是《医方类聚》的"玉屏风散"，用量为黄芪二两、白术二两、防风一两，补益药物是4，祛邪药物是1，所以其功用是益气固表，兼以疏风散邪，临床治疗虚人感冒风邪之证。本方以"屏风"命名，意在说明这首方剂固表实卫的作用显著，大家需要熟记这个用量关系。

同样是这三味药物，如果改为黄芪一两、白术一两、防风二两，补益药物与祛邪药物1：1配伍，就成了《素问病机气宜保命集》的"白术防风汤"，原方用治破伤风，或服表散药后自汗，邪实为主，兼有正虚者，功效以祛邪为主，兼以扶正。

王欣：通过刚才刘老师的介绍，我们可以看到，玉屏风散和白术防风汤，组成完全相同，都是由黄芪、白术配伍防风而成。但是药物的用量不同，这就是中医所说的"量变质变"。中医还有一个说法："用方之妙在于用量""不传之秘在于用量"。如果临床应用玉屏风散，不是按照原方的配伍剂量，而是加重了防风用量的话，那就成了白术防风汤，治疗的重心也由补为主，改变成以散邪为主了。所以，认识一首方剂，不仅要熟记组成药物，还要关注药物的用量以及配伍比例，这也是"识方要深切"的一项重要内容。

刘持年： 还有一种情况，就是要注意类方的鉴别。

类方，指在药物组成、功效上具有一定相似性的方剂。中医的类方很多，有以组成类方的，也有以功效类方的。我这里举一个以功效类方的例子，如疏肝类方。

我们知道，《伤寒论》有首名方叫"四逆散"，仲景原方用来治疗四逆证，但是通过方义分析，我们深切地去理解，进一步可以认为它是一首调和肝脾的处方，所以临床可将其用以治疗肝脾不和之证。四逆散方中由柴胡、枳实、芍药、甘草四味药组成，后世以它为主衍化出许多疏肝方剂。中医理论讲"见肝之病，知肝传脾"，这首处方以疏肝为主，调和肝脾，所以就被称为疏肝的"基础方"。由四逆散衍化出来的"柴胡疏肝散"，治疗肝气郁结之证，症见胁肋疼痛、胸闷善太息、情志抑郁易怒，或嗳气、脘腹胀满、脉弦者，是疏肝的"正方"。《续名医类案》之一贯煎，由生地黄、当归、枸杞子、北沙参、麦冬、川楝子组成，滋阴疏肝，以滋阴为主，疏肝为次，治疗阴虚肝郁证，是为疏肝之"变方"。临床要注意这三首方剂的鉴别使用。

王欣： 四逆散、柴胡疏肝散、一贯煎，三方均具有疏肝作用，可用于治疗肝郁之证，处方用药都体现了中医治肝方剂的组方特点，但由于各方的具体药物组成不同，用量不同，主治病证也就同中有异，所以分别被称为疏肝的基础方、正方和变方，这些都是疏肝的"类方"。类方的学习，需要掌握同中有异的特点，既要了解相同的规律，也要掌握不同的特点，这也是"识方要深切"的重要内容。

刘持年： 最后还有一点，就是要深识方义，也就是大家所学的方解，只有透彻领悟了原方的组方意义，临床才能灵活运用。

例如，张仲景的"金匮肾气丸"，大家一般都认为它是补阳的方剂，统编教材也一直这样讲。但是，我们根据周老"识方要深切"的要求，来深切地剖析一下它的方义的话，就会发现这样一个问题：方中组成的主要药物是滋补阴精药（熟地、山药、山茱萸），配伍少量的补阳药（桂枝，附子），为什么补阳方剂要大量选用补阴药物呢？实际上，从用药来讲，本方补益阴津药物多，以药测证，符合《内经》所谓阴津不足、不能化气导致的肾气虚证。那为什么还要配伍少量补阳药呢？这也是根据《内经》"少火生气"的理论，微微生火，以生肾气。所以这首方子从方义深切去理解的话，它并非补阳方剂，而是治疗因为肾精不足、不能化气所导致的肾气虚证。所以在临床上，周老常用金匮肾气丸治疗属于肾气虚证的高血压病，效果很好。

需要注意的是，理解方义，必须要紧密联系中医基础理论以及中医临床特点，进行全面而深入的剖析，只有这样，才能更好地扩展名方的临床应用，也就是古方活用了。

王欣：经过刘老师以上的详细介绍，我们了解到周老所强调的"识方要深切"，主要是指在研究和应用一首处方时，首先要求本溯源，明确其来源、组成、用量、功效、主治、方义等内容，只有深刻领悟了这些基本内容，才能安全、合理、有效地应用这首处方，否则方剂的研究和应用就成了无源之水、无本之木。

"精于方"之用方

王欣：刚才我们谈到的"识方要深切"，实际上是之后用方、制方的前提和基础。识方之后，就是用方了。那么周凤梧先生对于用方，又有哪些比较独特的见解呢？

刘持年：对于用方，周老常说"用方要熨帖"。

"用方熨帖"是什么意思呢？第一，周老强调，选用的方剂，首先要看是否符合"对证不伤人，蠲疾不损正"的安全性要求。"蠲"，就是祛除的意思。也就是说，选用的方剂不能对人体造成不利影响，治疗疾病不能损害正气。这也就是我们现在所说的用方要安全。

第二，用方要熨帖，必须以识病明证为基础。识病很重要，中医讲："病不能识，何以言治？"如果病证诊断不清楚，怎么去选用方药呢？中医的病名，有时候也是一些症状，比如呕吐、眩晕，其实这些都属于临床症状。引起这些症状的原因很多，特别是现代疾病谱增多了，单纯以症状作为诊断结论是远远不够的。所谓识病，周老强调，要与时代同步，要适当参照西医的诊断，再加上中医的辨证，所以识病要注意与西医结合，要与现代化的诊查手段结合，要与时俱进。再一个就是明证。明证，即要明晰辨证。

王欣：中医学非常讲究临床辨证，比如气虚血瘀证、热毒壅肺证等等。"有是证用是方"，辨证清楚了才能准确、有效地施治，这是中医学的特色之一。

刘持年：但是，通过现在的临床实际情况来看，中医的辨证有它自身的优势，也有不足。

中医学在诊断的时候，既有病、有证，也有临床表现，就是病、证、症三者要俱备。言字旁的证是证候，病字旁的症是症状。只要疾病诊断明确了，根据病因病机和临床表现，就能辨出证来，立法、处方、用药就简单了。但是要注意，有时候患者有临床表现，中医能辨出证来，但是现代医学的各项检查指标都在正常范围之内，西医在这种情况下是无法做出疾病诊断的，这时候患者往往就找中医治疗，中医治疗起来也是有优势的。但是，周老强调，疾病的发展往往需要一个过程，当疾病还没发展到一定程度或阶段，可能只有临床症状，病理指标还没有出现异常，这时候中医虽然能根据症状辨证，但疾病诊断并不清楚，有时可能仅是改善了症状，但反而掩盖了病情。比如临床我们往往会遇到这样的情况，患者自述经常感觉头痛，做脑部 CT 未见明显异常，大夫就建议服用中成药如正天丸等，结果患者服用后症状得到了暂时缓解，头不怎么疼了，但是头痛的原因也因此被忽视了。患者再一次的头痛发作，剧烈而急骤，并伴有意识障碍或者半身不遂，这次再查脑 CT 就有明显的梗死了。这种教训是有的，所以这是中医辨证时需要注意的问题。

另外，还要注意的是，中医通常认为"异病同治"。异病之所以能同治，是因为同证，证相同，所以治就相同，也就是所谓的"异病同证同治"。但是周老不太同意这种说法。周老认为，虽然在某一病理阶段出现了相同的证候，但因为疾病不同，这种证候就带有不同疾病的特点，病机、预后以及各种病理机转也都会出现各自的不同方向。所以当疾病不同、证候相同的时候，可以用一种治法或一首处方进行治疗，但要在此基础上进行加减变化，以适应不同疾病的要求，这就是我要说的"异病同证要异治"的道理。

王欣："异病同证异治"，这个观点还是非常新颖并且具有临床实际意义的。那么，临床还有一种情况，比如脂肪肝，患者平素没有任何自觉症状，体检的时候通过做 B 超诊断为脂肪肝，这种情况中医该如何治疗呢？

刘持年：这就是临床我们常说的"无证可辨"。现代先进的诊断手段、仪器设备不断更新，西医诊断出了疾病，但患者没有任何不适。对于这种情况，周老强调，根据《内经》所说"谨守病机，各司其属，有者求之，无者求之"的原则，这正好属于"无者求之"。比如临床我们经常见到的无症状性心肌缺血，患者没有一点症状，但是心电图检查结果显示心肌缺血。这让我想起《难经·二十一难》所讲的"脉病形不病"，"形"指的是外表的症状，无症状心肌缺血就是脉病，所以"有者求之，无者求之"，再结合"盛者求之，虚者求之"，再参考患者的体质情况，就可以进行相应的治疗了。

举个例子来讲，比如乙肝病毒携带者，患者自身没有任何不适症状，其他实验室检查也没有阳性指标，这就属于典型的"无证可辨"。这时候的治疗，我们一般遵循"无证从病"的原则，选择现代药理研究中具有抗乙肝病毒、提高机体免疫力的中药，同时针对患者体质特点，气虚质补气，瘀血质活血，痰湿质化痰祛湿，如此选药配伍，临床即可取得理想疗效。

王欣：根据周老的学术主张，刘老师在临床上又进一步深化和拓展，创造性地提出了"同证异治"和"无证可辨"的治疗思路，值得大家临床借鉴。

刘持年："用方要熨帖"的第三点，就是用方一定要以成方的应用要点为依据。在《方剂学》教材上有"应用要点""辨证要点"等不同的说法，但实际上是一回事。

例如，《温病条辨》中的清营汤，吴鞠通原方用以治疗热入营分证。根据组方特点，清营汤的临床应用要点是身热夜甚，神烦少寐，斑疹隐隐，舌绛而干，脉数。我临床多用本方来治疗风湿热。风湿热的患者，临床环形红斑有时出现，有时又不出现，这就是所谓的"斑疹隐隐"。如果能抓住这个应用要点，临床使用这首处方就可以达到既效且善的效果了。

王欣：方剂的应用要点，其实是在对成方方义深刻领悟的基础上总结出来的。所以我们前面所讨论的深识方义，对于用方也很重要，只有理解了方义，在用方的时候才能保证疗效。

刘持年：是这样的。我举三首处方来说明一下。

保元汤、四君子汤、大补元煎，这三首都是补气的方剂，但分析其方义，同中有异，临床应用要注意鉴别。保元汤，出自《博爱心鉴》，由人参、黄芪、炙甘草补气；配伍少量肉桂以温补阳气，它的配方特点是纯补无泻，补气之功非常强，所以我们把它列为补气之基础方。在现行的统编《方剂学》教材中，补气方剂的代表，第一首方是四君子汤。但它与保元汤不同，组成中虽同样配伍了人参、炙甘草，但去黄芪，加用白术健脾燥湿、茯苓利水渗湿，加强了祛湿助运之力，全方四药配伍，补中兼行，补而不滞，为补气健脾祛湿之良方，它所主治的气虚，是脾气虚兼有湿邪之证。另外还有一首处方，是《景岳全书》的大补元煎，组成药物有人参、山药、炙甘草，健脾益气；又配伍了熟地黄、山茱萸、当归、枸杞子等药物补益肾之阴精，补肾的力量大大增强。因为肾为元气之根，所以这首方子的特点是"精中生气"，即补精化气，为大补元气的代表方，兼有补血养阴的作用，所以我们也把它称为"救本培元"之剂。

王欣：从刘老师刚才举的这三首方例来看，虽然都具有补气作用，但是从方义分析我们可以看出，保元汤是补气的基础方，四君子汤是补益脾胃之气的代表方，而大补元煎则补精化气、救本培元，针对的病变脏腑不同，补益的力度也不同，所以临床应用各具特点。可见，深识方义也是"用方熨帖"的重要内容。

刘持年：除了以上讲到的内容外，周老在用方中，还强调探求方剂用法，以提高临床疗效。周老常提到的方剂用法有以下几种形式。

第一，方证对应，应用原方。临床所见病证与方剂原来的主治病证完全一致，这时候可以直接应用原方。但是就像金元医家张元素所说："古今异轨，古方今病，不相能也。"现代社会的疾病谱较之古代有了很大变化，加上环境、饮食、体质、情志等各方面因素的影响，临床直接使用方剂原方的情况就较为少见了。

第二，随证应变，增减药味。临床当前病证与原方主治病证不完全一致的情况下，就需要对原方进行药味的增减变化。"用方之妙莫过于加减"，周老强调随证化裁的原则是少而精专，加或减的药味有一定限度，不能对原方进行大幅度的变化，如6味药的方剂加减不能超过2味，也就是1/3；11味药以上的方剂要随证加减时，不能改变原方的组方结构。如果大幅度加减药物，原方三四味药，增加成十几味或者几十味；或者原方十几味药，临床应用时只保留两三味，这就完全破坏了原方的组方配伍结构，也就不能叫随证应变加减了。

第三，谨守病机，引申应用。临床在深识方义的基础上，透彻了解原方的治证病机，在临床上遇到病机相同的情况，即使病证不同，也可以选用成方，引申应用。

如周老将《伤寒论》治疗呕吐微烦、复往来寒热，或发热汗出不解、按之心下满痛之大柴胡汤，临床引申应用于治疗慢性胆囊炎急性发作之肝胆湿热证就是典型的实例。

第四，变更用量，显昭新效。有时候，我们可以通过改变一首方剂的药物用量，从而扩大原方的治疗范围。如周老将《丹溪心法》治疗肝火犯胃、呕吐吞酸之左金丸（黄连六两，吴茱萸一两或半两），改为吴茱萸六两、黄连一两或半两，谓之反左金丸，用于治疗寒湿犯胃的之呕吐吞酸，效果显著。

第五，病证复杂，数方合用。遇到复杂病证，周老常数方相合，或经方与经方相合，如周老以经方葛根黄芩黄连汤与理中丸相合，治疗小儿秋季腹泻属于阳明热盛、太阴里寒见患儿高热、大便如鸭溏者；或经方与时方相合，如周老以《金匮要略》治疗"心下有支饮，其人苦冒眩"之泽泻汤，与时方四君子汤、分水丹、人参车前汤、茯苓白术汤、六一汤、二参丹等相合，治疗美尼尔综合征之气虚水饮瘀血证；或按照君臣佐使的结构分别选用君方、臣方、佐方、使方等等，正如《素问·异法方宜论》所言"杂合以治，各得其所宜"。

周老的这种用方思路对我产生了很大影响。比如在临床应用甘麦大枣汤时，如心肝失调、肝气失和者，可以合用周凤梧教授经验方"二花解郁安神丸"，以合欢花、玫瑰花配伍酸枣仁，疏肝解郁，养心安神；若心气不足，或气血两亏者，多将甘麦大枣汤与《普济方》之黄芪汤（黄芪、甘草）相合，平补气血，安和五脏；气阴两虚，津液外泄者，又可以甘麦大枣汤合《医学启源》之生脉散（人参、麦冬、五味子），益气养阴，敛津止汗，等等。这些都是合方应用的例子。

王欣： 以上刘老师给大家介绍了周凤梧教授临床用方的思路和技巧，其中的一些内容也包括了刘老师对周老经验的深化和发展。特别是刘老师提出的"同证异治""病证结合"以及"辨人识体"等观点，在学术界产生了较大影响，是对周老"用方要熨帖"诊疗思想的进一步丰富和完善。

"精于方"之制方

王欣： 在临床实际工作中，很多时候是需要临床医生自己拟定处方的，也就是要制方，周老对于制方的要求相当严格。

刘持年： 是的，周老经常强调，制方首先要严格遵守"对证不伤人，蠲疾不损正"的安全性要求和"方求其效，药求其验"的有效性原则，制方用药要精当，主要体现在"精于方，炼于药"上。这就是我理解的周老对于制方的基本要求，这与现代对于中药处方要求"安全、有效、质量可控"的标准颇为一致。

王欣：周老认为，在中医临床工作中存在着这样一种现象：有些医生开方大而杂，忽略法度；用药多而重，有欠精纯，本来几味药可以治好的病，也要开上 10 多味药，有的竟至数十味之多，尤其在剂量上往往超过了一般用量的范围。老百姓反映："宁喝十碗治病药，不灌一锅杂烩汤。"

刘持年：先生擅用经方、小方是其特长，提倡制方要有法度，选药精当，力戒庞杂，特别是要知道这些处方什么时候该用、什么时候不该用，这就是知宜知弊。

他也不排斥疗效好、药味多的大方。所以他提出来："少而精专是为方也，多而不杂亦是为方也。"

刚才说到的这种大而杂的处方，周老为什么反对呢？从临床来说是有一定道理的。大而杂的处方不仅影响了中医学术的发展，也影响了医疗质量的提高，特别是造成了药物和医疗资源的严重浪费。分析产生这种现象的原因，有些人认为这是大夫为了多开药、多提成，是医德医风问题，这种情况确实存在，但我认为这并不是主要原因。主要原因是，临床医生对组方法度及研究应用小方的意义未能引起足够的重视。

王欣：那什么是组方法度呢？

刘持年：所谓组方法度，就是指治疗疾病的法则和从众多方剂中总结出来的治疗规律。

简单来讲，就是把辨证、立法、组方和用药紧密结合起来，使理、法、方、药一脉相承。所以周老要求，处方不管大小，一定要符合组方法度，从而达到"理明、法合、方对、药当"的基本要求，继而追求"理精（辨证明晰、精准）、法活（法要灵活）、方效（大夫对所开方剂疗效心中有数）、药准（少而精专，药无虚设）"的更高水平。过去跟随周老查房，我有时把他的处方修改了，周老一看就说："这不是我用的药。"那就是说

竖排侧栏文字

精于方，炼于药——周凤梧先生方药经验访谈

页码

073

明我多设了药物，或者不应该用这个药，周老这是更高的水平，这就是组方法度。

王欣： 周老曾经专门撰写文章，他认为临床大夫之所以开方大而杂，主要是不理解组方法度，在组方法度方面缺少精心的研究。

刘持年： 是的。比如，遇到发热的患者，临床大夫就把清热解毒药，如蒲公英、紫花地丁、大青叶、板蓝根、银花、连翘一股脑儿都写在处方上，想着这样一下子就能达到清热解毒的效果了，实际上来讲，这首处方就没有了组方法度。为什么这么说呢？因为清热方剂的组方法度，要达到"理精、法活、方效、药准"的要求，组方应以清热药为主，配伍的时候需使用"火郁发之"的辛散透发之品，以及使热邪前后分消的利水通淋、泻热通便药物，还要考虑"壮火食气"，配伍适当的益气补气药物，这才符合组方法度，否则真就成了一锅"杂烩汤"。

所以，临床如果遇到病情复杂的情况，处方一定要符合组方法度，使所选用药物"多而不杂"，不能东一味，西一味，拼凑堆积，周老批评这叫"叠床架屋"，是"无制之师"，也就是组方没有法度。

王欣： 由此可见，一张处方如果没有法度，就会散漫无穷。只有方从法出，以法统方，才能丝丝入扣，得以精纯。

刘持年： 所以，周老在制方时强调一定要按照组方法度，同时要严格管控不合理的"数多量重"，不是说不可以用大方、大量，但必须要合理；改变"有药无方"的制方乱象，没有组方法度，只有药物堆积，周老称为"药篓子大夫"，即中医所谓的"有药无方"，这是制方的一种混乱现象，临床要杜绝。

王欣： 在制方的要求方面，周老首先强调一定要恪守君臣佐使的中药配伍特色。君臣佐使，统编《方剂学》教材将这部分内容称为"组方原则"，周老提出了不同的看法。

刘持年： 是的。我们前面提到，周老认为组方原则应为"安全、有效、可控"，而君臣佐使应为处方中中药的一种配伍特色，这种配伍特色体现了有机联系的中医制方思路。

在制方时，周老除了强调要遵守君臣佐使的这种中药配伍特色外，第二点，周老反复要求，如果需要选用有配伍禁忌（比如十八反、十九畏、用药禁忌）或超常用量（超过《药典》用量或超过常用剂量）的药物时，必须要有理论依据和实践依据，不能随意而为之。

第三点，周老在学术上毫不保守，他非常关注临床现代研究进展，与时俱进。周老主编的《实用中药学》，首次增加了中药的现代药理研究成果。所以他强调，在组方选药时，除了必须在中医理论指导下、严格按照中医理论来辨证选药之外，还要善于借鉴现代药理研究成果，参照现代药理选用药物，这是对中医辨证用药的有益补充。

第四点，处方选药时，还要注意融入西医学理念，除了参照药理之外，处方时不仅要选用针对中医病证的药物，还要注意适当选用针对西医疾病及相应客观指标的药物。比如，肝功不好、白细胞增高等等，在中医辨证用药的基础上，要考虑适当配伍具有改善肝功、降低白细胞作用的药物。

第五点，周老强调，临床诊治要"知医，知药，知人"，要针对患者体质，适当加入调整体质偏颇的药物。比如，患者是阳虚之体，或阴虚之体，除了治病之外，还要考虑到患者体质，这样这张处方才能全面地发挥疗效。

第六点，在制方时，周老还非常强调剂型的重要性。例如临床最常用的汤剂，周老经常提醒我们要注意以下问题：

（1）**煎药方法**：先煎还是后煎？是用文火还是武火？虽然这是煎药火候，但也属于煎药方法的内容。

（2）**器具**：要忌铁器，这必须跟患者交代清楚。

（3）**用水量**：煎煮药物的时候需要加多少水？有些患者煎药的时候煎出一大锅，老百姓叫作"药灌满肠"，以为这样煎出的中药才能发挥作用。其实不然，一般来讲，中药汤剂每次以服用 150ml 为宜。对于慢性病或身体虚弱的患者，服药量应少些，每次 100ml 左右。儿童 1 岁以内，一般用成人药量的 1/5，1~3 岁用成人药量的 1/4，4~7 岁用成人药量的 1/3，8~10 岁用成人药量的一半，10 岁以上就可以用成人药量了。

（4）**服药时间**：这个也很重要。现在的住院患者，不管是什么病证，发放中药的时间往往是一样的，其实这是不对的。临床应该根据病情，确定服药时间。有一种情况需要注意，失眠患者原则上应该晚上睡前服药，但服药之后，一些患者却感觉胃脘胀满更加难以入睡了，第二天大夫查房，患者反映睡眠没有改善，大夫开方的时候就认为方不对证，随即调整处方或加减药物，其实这可能根本不是处方的原因，而是服药时间不当引起的。

（5）**服药禁忌**：可以参考《中药学》或者《方剂学》统编教材的用药注意事项或者方后注，在临床应诊时，大夫应主动交代给患者。

（6）**药后调护**：这个也很重要。服药之后需要注意什么，比如，有的需要避风，有的需要盖被子取汗，叫"温覆"，这些在方剂方后注中都交代得很清楚，但是临床大夫往往容易忽略。周老非常强调这些内容，要求我们在汤剂的制方过程中把这些问题都要写清楚。

最后一点呢，制方的书写也很重要，虽然现在很多医院都用电脑开方了，但是也要注意规范书写处方，应遵循国家中医药管理局制定的《中药处方格式及书写规范》的具体要求。

王欣：以上是刘持年教授归纳总结的周老在制方过程中特别强调的几方面内容，细致而周密，处处体现出了两代中医大家严谨的治学态度、精益求精的学术精神，为后学之表率。患者健康甚至生命非同儿戏，不论是研究组方法度，或是融合现代研究成果，甚或是汤剂制方中需要注意的诸多细节，都是周老"为医勿忘精"的具体体现，也再次提醒临床医生"医之病，病在不思"，强调深入思考、认真严谨的重要意义。

"炼于药"之品种炮制用量用法

王欣：刘老师，刚才我们谈到的是周凤梧先生"精于方"的诊疗思想，下面请您给大家介绍一下周老关于"炼于药"的具体内容。

刘持年：周老认为"炼于药"，除了传统界定的中药药性理论和用药意义、功能、适应证之外，还应包括品种辨析、炮制方法、药物的用量、用法、禁忌，以及剂型选择等内容。

王欣：刘老师，说到品种辨析、炮制这些问题，很多学生甚至临床大夫都会认为，这些不是应该属于中药学专业学习的内容，是中药药师工作的范围吗？跟临床大夫有什么关系？开处方的时候，只要了解中药的功效不就可以了吗？

刘持年：这是不对的。正是因为周老在临床中看到了刚才你说的这些问题，意识到很多大夫忽略了这些传统的药物理论，所以他才要特别强调。

举个例子来说，临床应用药物，如果不知道药物的品种，就不会用对。例如人参，从品种来讲，有野山参，也叫野参，它的生长期不低于30年，现在很少了，一般市场上卖的野山参多半是假的，因为它起码要30年才能用，但是它的补气作用最强，这就是道地药材。还有一种人参，是朝鲜参，别名高丽参、别直参，产于朝鲜、韩国，质量较吉林人参还好。另外，还有园参，是从山上移植到药圃里的，补气作用比较差。那么，如果不明白品种，临床处方只写人参，药房是给哪一个品种呢？

另外，还要辨清药物的基源。例如，刚才我们讲到人参，临床有的大夫因为人参价格贵，就用党参代替，实际上这种做法也值得商榷。虽然人参和党参都有补气作用，但二者基源不同：人参，为五加科植物人参的根；党参，则为桔梗科植物党参的根，一个是五加科，一个是桔梗科，所以两药之间相互替代是不合理的。由于基源不同，人参、党参的功效也有差别，一个是补气作用的强弱不同；再一个就是各自具有特殊的作用，如人参能够安神益智，提高人体智力，所以现代多将其用作保健品；党参一般就不被作为保健品，因为它补气作用差些，兼有一定补血作用。还有一味药，与人参、党参有些相似，也有补气作用，叫太子参，别名"童参"，从基源来说，它是石竹科植物异叶假繁缕的块根。太子参虽然也能补气，但作用很弱，功效重在生津润肺，用于儿童比较好，如果用来代替人参、党参就不太合适了。

王欣： 通过刘老师刚才举的例子我们可以看出，中药的品种、基源与功效密切相关。在临床上，药物的炮制也直接影响着疗效，周老经常强调"炮制是影响药效的重要因素"。

刘持年： 确实是这样的，药物的炮制也非常重要。

周老认为，炮制有以下几方面作用：

（1）通过炮制，可以降低或消除药物的毒性、烈性或副作用。例如，用甘草、黑豆炮制川乌、草乌、附子，可以消除乌头类药物的毒性；炒乳香，则可以减少对胃的刺激性，等等。

（2）通过炮制，可以增强药物的功效。比如，白术用土炒以后可以增强健脾止泻作用；款冬花用蜜炙，能使润肺止咳之力大大增强。

（3）通过炮制，可以改变或缓和药性。如生地黄，味苦甘性寒，具有清热凉血养阴作用，而经过九蒸九晒制成了熟地黄之后，就变成了甘温之性，具有补益精血作用了。

（4）通过炮制，可以便于制剂、服用和贮藏。如虫类药物，像桑螵蛸，炮制后可以杀死虫卵等等。

（5）通过炮制，可以消除杂质、非药用部分及不良气味。如龟甲、鳖甲都要漂，漂的目的是使肉质腐烂掉，以去其腥味；海藻、昆布也要漂，为的是去其咸腥味，便于患者耐受。

（6）通过炮制，可以起到引经作用。如知母、黄柏临床一般用盐炒，因为咸可入肾，这两味药治疗肾病时多需用盐炒制；而柴胡、香附，多用醋炒，因酸可入肝，临床治疗肝病就多选用醋柴胡、醋香附。

王欣： 这种引经作用，就类似于现代的药物动力学，要治疗何种病证，药物就可以到达那个部位，从而起到引药归经的作用。

刘持年： 是的。周老还认为，药物的用量也非常重要。前面我们说过，药物的用量与疗效密切相关，中医所谓"用方之妙在于用量""不传之秘在于用量"就是这个意思。

关于用量，周老经常强调，"药无常量"，临床要做到量以病定、量以药定、量以人定。处方用量要遵照《中华人民共和国药典》的要求，如若要超出药典用量，就一定要有理论依据和临床实践依据，不能随意加大用量。

王欣：关于药物的用法，周老也非常重视。现在医院普遍使用的中药煎药机，有时候不能实现传统的中药先煎、后入、另煎、兑服、烊化等不同煎法，这必然会对药物功效产生一定影响。

刘持年：周老认为，传统的药物用法实际上还是有着重要临床意义的。

（1）**先煎：**例如紫石英治疗心律失常，必须要先煎；鳖甲，也要先煎。

（2）**后下：**大家都知道大黄泻下需要后入，但是其他的一些临床常用药物容易被忽视。如薄荷，配伍在治疗风热感冒的处方中，大夫往往就和其他药物一起煎煮了，薄荷一般煎 15 分钟以内，如果水煎半个小时甚至 1 个小时，挥发油就全部挥发掉了。还有木香，脾胃科大夫处方中经常配伍，也不注意后下。

（3）**包煎：**例如血液病科经常用到的青黛、妇科常用的蒲黄，这些药物都要包煎，否则煎出的药液都是黏黏糊糊的，患者难以服下。

（4）**另煎兑服：**人参、西洋参、鹿茸都需要另煎兑服，如果同煎，药效成分不能充分析出，这么贵重的药物反而起不到作用。

（5）**溶化（烊化）：**需要强调的是蜂蜜。现在临床用蜂蜜，大夫如果不详细交代给患者用法的话，很多患者以为吃中药的同时拿着蜂蜜兑着喝，这种做法是不对的。正确的方法应该是，将药液煎煮出来，把蜂蜜溶化到里面。另外，还有现在膏方里面经常用到的鹿角胶、龟甲胶等，同样也是需要溶化以后再做成膏。

（6）**泡服（焗服）：**这里有一个临床最容易忽视的问题，就是藏红花。藏红花价格较贵，如果直接煎服的话，既浪费了药材，又会破坏其有效成分。所以临床使用藏红花，必须是用开水泡开后，再与汤剂同服，这就叫"泡服"，也叫"焗服"。

（7）**冲服：**目前临床上三七使用非常混乱，很多老年人甚至把三七当作保健品长期服用，药店里、电视广告上，甚至有些养生节目里也不强调服用方法，老百姓都用三七煮水喝，其实三七的正确服用方法是冲服。另外还有水蛭，统编《中药学》教材讲水蛭可以入煎剂，用量要小。但是周老根据临床经验，在谈及水蛭用法的时候，强调水蛭不入煎剂。现代药理研究也证实，水煎会破坏水蛭素，所以水蛭的正确用法，一个是入丸剂，一个就是冲服，绝对不能水煎。

（8）**煎汤代水**：例如治疗肾炎蛋白尿常用的玉米须、丝瓜络，治疗泌尿系结石常用的金钱草，这些药物体积比较膨胀，煎煮的时候需要煎汤代水，就是用所煎出来的药液再去煎煮方中其他的药物。这些都是容易被临床大夫忽视的问题。

（9）**捣碎**：周老经常强调"诸子皆捣"，是指所用中药凡是"子"，比如葶苈子、瓦楞子、决明子，等等，因为质地比较坚硬，所以这些中药在煎煮的时候都需要捣碎再煎，这样才能使有效成分较多地煎出来，否则根本起不到治疗作用。

（10）**入丸散**：有些药物只能入丸散，不能入煎剂，如肺病咳血时多用的白及、驱虫药雷丸等，都是只能入丸散，不能入煎剂的。

王欣：刘老师刚才分别从药物品种、基源、炮制、用量、用法等方面，详细介绍了周凤梧先生"炼于药"的特点，从中不难看出，周老不仅精通本草，对药物特性了如指掌，临床上更是思维缜密、严谨周到，展现了大家风范。刘老师所介绍的这些内容，既有宏观的学术思想，也有具体的临证经验，为后学者提供了难得的临床借鉴。

"炼于药"之剂型功效禁忌不良反应

王欣：话说有这样一个故事，说昔日欧阳修暴泻不止，太医束手无策，他的妻子就到药房给他买了一味车前子，拿回车前子之后，把它研成末，兑到前面药物的药汁当中冲服，疾病很快痊愈了。

这个故事中疾病痊愈的关键在于车前子"冲服"，如果用水煎煮，药效可能就要大打折扣了。关于这一点，《先醒斋医学广笔记》曾经明确记载："车前子……入利水、治泄泻药，炒为末用。"

刘老师，这是否说明，药物剂型的选择也是非常重要的呢？

刘持年： 是的。这个故事说明药物的剂型、用法都是非常重要的。

剂型是影响药物疗效的重要因素之一。虽然汤剂是最常用的传统剂型，但是周老强调，临床不能唯汤剂是用，要根据药物的性质来决定剂型的选用，该入丸剂的入丸剂，该用散剂的用散剂，前面在用法当中已经提到过这个问题了。

王欣： 除了剂型之外，周老还曾经指出，关于《药典》以及《中药学》教材当中一些没有论述到的药物功效，在临床上也需要引起大家的重视。

刘持年： 这是很重要的。周老所谓的"炼于药"，就是要"精通本草"。所谓精通，是指全面、透彻地理解中药的功效、主治、用法等等，要注意阅读和研究有关本草的书籍。周老特别强调，对于《药典》《中药学》教材中没有提到的、但是临床又会用到的一些药物功效，我们一定要了解和掌握。

例如黄芪，大家都知道它的功能是补气利水、托腐生肌。但是黄芪还有一个非常重要的作用，就是《名医别录》记载其可以"逐脏间恶血"，"恶血"就是严重的瘀血。所以王清任的"补阳还五汤"，方中以四两黄芪为君药，既是取黄芪的补气功能，更重要的是用到它活血的作用。为什么方中不用白术而重用黄芪呢？就是因为黄芪既能补气，还能活血，治疗气虚血瘀证最为适宜。

再举一个例子，如桑白皮，我们都知道它性寒、归肺经，可以清肺热平喘咳，但在《本草纲目》中载其能"降气散血"，也就是有行气活血作用。还有桔梗，临床大夫都用它来宣肺利咽喉，但是周老治疗胸胁刺痛的时候就常用到桔梗，这是有本草学依据的，如《神农本草经》记载桔梗能"主胸胁痛如刀割"，"主"就是"治"的意思，所以周老临床在治疗心绞痛的处方中配伍桔梗，不是用它来利咽喉，而是有直接止痛的作用。

王欣： 刚才刘老师举的这些例子，真的让我们有耳目一新、恍然大悟的感觉。看来，很多药物的功效我们现在仍只知其一不知其二，对药物功效不能全面、透彻地了解和掌握就直接制约了临床的应用。所以，精研本草，深入挖掘药物的本草学记载，在临床处方时才能恰当配伍，产生意想不到的效果。

刘老师，刚才我们讨论的是药物的"功效"。众所周知，中药往往具有效和毒两个方面的性质，用药的禁忌和药物可能产生的不良反应，也是临床大夫在处方时不可忽视的问题。

刘持年：对，这个也很重要。所以现在我们临床要求处方、用药一定要明确禁忌证、使用注意事项和不良反应。

下面我们先说说禁忌的问题。关于禁忌，周老强调以下几个方面。

（1）慎用或不用《药典》、国务院《医用毒性药品管理办法》中有毒性的中药品种。

（2）配伍禁忌：在处方用药时，十八反、十九畏，这是必须记住的。现代新药研制标准中，在处方里面不允许有十八反、十九畏的药物配伍。但是这一点也要灵活看待，因为周老提出，用药要精专，有时候可以相反而相济之。如果处方中出现了十八反、十九畏的药物配伍，一个是必须要有理论依据和临床实践依据，再一个就是要做毒性试验。

（3）证候禁忌：这主要指哪些病证不能使用哪些药物。例如经常吐酸水的慢性胃炎或溃疡病患者，忌用山楂。山楂是临床消食、助消化的常用药物，有的大夫一看患者脘腹胀满、纳呆撑胀，就把焦三仙（神曲、山楂、麦芽）都用上了。如果患者吐酸水，麦芽、神曲可以用，因为这两味药是碱性的，可以中和胃酸；但是山楂不能用，因为山楂是酸性的，会刺激胃酸分泌。另外，青皮也不宜用，因为青皮是芸香科植物橘子的幼皮，是酸的，也不要用；同样，乌梅也不宜，因为这些都是促进胃酸分泌的。再比如，胃溃疡出血患者，禁用雷公藤。虽然雷公藤有明显止痛作用，但它可以刺激出血、损害肝功，所以不宜使用。虚劳病中，阴虚兼有表证，或孕妇，禁用天山雪莲。最近天山雪莲炒作得很厉害，宣传的时候往往只强调了它的功能，而忽略了患者的体质特点，天山雪莲并非适合所有人群，阴虚劳伤者和孕妇都要禁用。

（4）服药饮食禁忌：也就是老百姓所说的"忌口"。比如土茯苓，现在临床治疗类风湿、皮肤科治疗性病都经常用到，土茯苓要注意忌茶。再比如薄荷，忌蟹肉，这个也要注意。甘草、黄连、桔梗、乌梅，要忌食猪肉。最近遇到一个患者，来门诊看过敏，我给他开了脱敏煎，方中有乌梅、甘草，结果回去吃药之后，肿得更厉害了。再来诊的时候，我问他吃中药过程中是不是吃了猪肉？他说过去对猪肉过敏，很多年不敢吃猪肉，这一次他感觉应该没事，就吃了。这就是碰巧了，临床就怕碰上这种特殊的情况。

王欣：刘老师，您刚才讲的是服药禁忌，临床周老还非常强调服药之后的一些不良反应，您能给我们举几个例子吗？

刘持年：临床这种例子很多。比如西洋参，口服有时会引起过敏反应，特别是过敏体质的患者，所以建议大夫对需要服用西洋参的患者要注意询问他的过敏史。还有我们之前提到的党参，有的大夫认为党参剂量越大，补气作用越好，其实通过临床观察和药理实验结果来看，如果党参用量＞60g，可能引起心前区不适、胸闷、憋气，或者脉律不整等不良反应。再比如黄芪，它可以很好地提高人体免疫力，而且有一定保胎作用，所以临床孕妇应用很多，但是要注意，孕妇使用黄芪不宜口服过量，如果用量过大、疗程过长，可导致过期妊娠、产程过长、胎儿过大、胎盘迟剥等，甚至引起流血不止，非常危险。

下面再说说三七。三七，现在有些人过度宣传，老百姓把它当成了保健品，甚至大量、长期服用，这容易引起过敏、水肿、口干、失眠、血压升高等不良反应。前几天在门诊碰到一个老太太，下肢浮肿得非常厉害，检查肝功、肾功，都没有异常，就是水肿。我在开方的时候举了个例子给研究生听，我说大家注意一下，最近有报道，服用三七时间长了容易引起水肿。这个老太太在一旁听见了，马上说："坏了坏了，我吃了27斤了，又买了4斤！"一听这种情况，我马上让她把三七停掉，不用服任何其他药物。结果这个患者停药1周以后水肿就全消了。所以，服用三七，大家一定要注意这些不良反应。

王欣：刘老师刚才提到的这些不良反应，作为临床医师，我们一定要铭记于心。只有把这些掌握好了，才能保证处方用药的安全性和有效性，才能做到周老倡导的"对证不伤人，蠲疾不损正"的制方和用方要求。以上这些也是周老"为医勿忘精"的具体体现，是临床方药应用安全性的重要保障。

（刘持年　王欣）

在这次的访谈中，刘持年教授为我们详细介绍了周凤梧先生对中医方药精深独到的见解，及其"为医勿忘德""为医勿忘精""医之病，病在不思"的教诲。这些都是周老留给我们的极其宝贵的精神和学术财富。

刘持年教授是我的硕士研究生导师和博士后指导导师，他年逾古稀仍笔耕不辍，严谨认真地整理着周老的学术思想。刘老师从不标榜自己的经验，每次都谦虚地说："这些都是跟周老学来的。"

刘持年教授从医、执教50余年，在中医制方理论研究和中医内科临床方面，有着深厚的造诣。刘老师临床实践强调"同证异治"，对于丰富中医辨证论治理论体系、彰显中医特色、提高临床疗效都具有非常重要的意义。在临床制方、用方过程中，刘老师根据《素问·异法方宜论》"杂合以治，各得其所宜"的原则，善用古今名方、成方，推崇数方合用，强调将功能、治证病机相同或相近的小方叠加合用，以更好地适应临床复杂证候。在名方活用方面，刘老师更是明确提出，名方活用贵在一个"活"字，即在常法中寓以灵活，活法中寓以巧思，在识方的基础上，明其理，师其法，活其用，使之寓有新的内涵。这些学术经验，都是刘持年教授对周凤梧先生"精于方，炼于药"诊疗思想的进一步深化和拓展。

就像刘持年教授说过的那样：

"认真做好中医学术传承，为中医学术繁荣与事业的发展，贡献我们的聪明和才智，这是对周老最好的怀念！"

（王欣）

周凤梧先生验案

小儿调胃散治儿瘦

燕燕，北京朝阳医院陈某之女，5岁。胃呆纳少，面色㿠白，形体消瘦。祈余诊治。当疏"调胃散"，以醒脾和胃，服1料，胃纳颇馨，肌肉充实。

调胃散：

炒山药 90g	建曲 90g	清半夏 75g	藿香 60g
炒麦芽 45g	炒谷芽 45g	炒枳壳 60g	橘皮 45g
广木香 45g			

用法：共研细面。每次服 1.5g，每日 2 次，加白糖温水调服。

通窍活血汤治头痛

邵某，男，24岁，原系山东中医学院药圃工人。于1968年6月间曾延治头痛，自诉患头痛已年余，每至中午阳光过炽时，则头痛加剧。当时认为是阴虚阳亢，拟滋阴潜阳剂，数剂不应。嗣调往济南车棚厂，复于1969年6月踵门求诊，病情大有转变，现头痛阵发，犯时痛重如裂，必头触墙壁，猛力冲撞，或令人以棍击头，殆至头顶起有胡桃大疙瘩后始觉舒畅。发无定时，又找不到原因，或1个月数次。近月来感到视力不清，头发焦脆而脱落，面色㿠白无华，苔脉如常。前法无效，自不宜再倒前辙。揆诸病情，似属头部瘀血所致，遂拟通窍活血汤与之，以资观察，并嘱进 3 剂后，如觉头部舒适，可连服数剂。又续进 6 剂，遂告痊愈。阅 10 个月，发密而黑润。头痛迄未再发。

| 炒桃仁 12g | 红花 9g | 赤芍药 9g | 川芎 4.5g |
| 葱白 3 根 | 生姜 9g（切片） | 大枣 5 枚（擘） | 黄酒 30g |

兑水煎服。

脏　躁

朱某，女，47 岁，济南市永胜街街道干部。1967 年冬，因情绪刺激，触动肝气，郁愤不解，致精神失常，或哭或笑，不饥不食，甚则砸锅摔碗，詈骂不休，有时躁动不安，外出乱跑。经某院给予安眠镇静药，屡投不应。复延治于中医，诊时尚能自诉病情，语言清晰，唯流泪满面，不能自制，月经延迟，似将绝期。按六脉沉涩，舌苔薄白，诊断应属经断前后诸症之脏躁病。爰拟甘麦大枣汤加味与之。

北小麦 30g	炙甘草 9g	红大枣 6 枚（擘）	茯苓 9g
生杭芍 12g	麦冬 9g	白薇 9g	竹茹 9g
橘叶 9g			

水煎 2 次分服。

连用 6 剂，诸症减轻，知饥进食。复诊时以药中病机，效不更方，嘱原方继服，又进 20 剂，精神恢复正常。数年来随访未再发作。

胃脘痛

吕某，56 岁，济南建筑公司某工地木工。患胃脘痛已数年，钡餐透视排除溃疡，最后诊断为"慢性胃炎"。中西药屡投乏效，慢性小恙，已费 300 余元之巨矣。据诉胃痛阵发，如在骑车登路时，一旦发病，则无力行进，须立即停车，叉手蹲坐 1 时许始解；在工地复发，遂不克操作。经常胃部有空感，纳呆量少，周身疲怠，勉强支撑上班。口舌时觉干燥。按六脉沉弦，苔少质红。揆之脉证，乃属胃阴亏乏所致。拟叶氏养胃汤加味与之。服 2 剂脘部觉甚舒畅，竟骑车回家（10km），一路安然。连进 12 剂，胃思纳谷，气力大增，自觉沉疴若失矣。

北沙参 12g	肥玉竹 15g	大麦冬 9g	生地黄 12g
白扁豆 9g（打）	天花粉 12g	桑叶 9g	肉苁蓉 12g
天门冬 9g	金铃子 6g（打）	生甘草 4.5g	

水煎 2 次分服。

妊娠水肿

梅某，女，26 岁，济南电业局干部。妊娠 6 个月，遍身水肿，小溲癃闭。某院认为须将胎儿取出，始可治疗。其夫不肯，旋另转某院妇科，仍以取出胎儿为治疗之先决条件，否则，别无善策。事出无奈，不得不遵医嘱，遂忍痛允其手术。住院 4 个月，虽创伤愈合，然问题并未解决，仍统体水肿，小便不利。医者无药可施，令出院休养，此 1950 年 11 月间事也。患者丢掉男婴，受尽痛楚，而原病未稍减除，殊为懊丧，且医者又告束手，唯企卧以待愈。爰复改治于中医。症见全身肿胀，面项四肢浮肿特甚，皮薄而光亮，特别是项肿及颏，按之凹陷不起，手胀不能握，腰酸足凉，胃纳量少而不甘（也与忌盐有关），小溲短少，大便稀软，气短胸闷，精神疲倦，体力不支，六脉濡弱无力，舌苔灰腻。脾肾阳虚乃病机之所在。除嘱兼用开盐方以助饮食外，遂拟金匮肾气丸加车前、琥珀等利水之品。药进 4 剂，虽无不良反应，但毫无效验。转思脾肾阳虚，且舌苔灰腻，在此阳虚阴盛之际，采用熟地、山药、山萸等以滋肾阴，反助湿滞、碍脾运，虽有淡渗之味、温阳之品，作用力微，与法相背，宜乎不应。遂转方以健脾温阳利水为主，计服药 30 剂，肿胀消除。唯久病之后，气血两伤，宫体似有坠感，嗣拟气血双补佐以升提，制丸善后，诸症全瘥，健康恢复。

开盐方：鲫鱼 1 尾（约 250g），剖去鳞杂，食盐 1 两，装填腹腔，置铁锅内反复干炙令焦，研细末。每用少量以调味。

第 1 方：

熟地黄 15g	炒山药 12g	山萸肉 9g	粉丹皮 9g
茯苓 18g	泽泻 9g	熟附片 6g	肉桂 3g
车前子 12g（包煎）	琥珀粉 3g（分 2 次冲）		

水煎 2 次分服。

第 2 方：

高丽参 3g（另煎兑）   炒白术 12g   茯苓 18g   大腹皮 12g

干姜皮 6g   生桑皮 9g   陈皮 6g   熟附片 9g

炒杭芍 9g   鸡内金 9g   阳春砂仁 3g

水煎 2 次分服。

第 3 方：

高丽参 15g   炒白芍 60g   茯苓 60g   炙黄芪 45g

熟地 60g   炒山药 60g   炒杭芍 45g   当归 45g

陈皮 15g   砂仁 15g   肉桂 9g   炙甘草 30g

绿升麻 9g   北柴胡 9g

上 14 味共研细末，加炼蜜 500g 为丸，如梧子大。每服 9g，每日 2 次，早晚饭前 1 小时温水送下。

（以上案例均选自《周凤梧学术经验辑要》，山东科技出版社，2001）

推荐参考资料

［1］周凤梧. 本草经百五十味浅释［M］. 济南：济南市卫生学校，1957.

［2］周凤梧，王万杰，徐国仟. 黄帝内经素问白话解［M］. 北京：人民卫生出版社，1958.

［3］周凤梧. 实用中医妇科学［M］. 济南：山东科学技术出版社，1985.

［4］周凤梧. 实用中药学［M］. 济南：山东科学技术出版社，1985.

［5］周凤梧. 古今方药纵横［M］. 北京：人民卫生出版社，1987.

［6］周凤梧. 周凤梧方剂学［M］. 济南：山东科学技术出版社，2005.

［7］周凤梧，张奇文，丛林. 名老中医之路［M］. 济南：山东科学技术出版社，2005.

［8］刘持年. 周凤梧学术经验辑要［M］. 济南：山东科学技术出版社，2001.

［9］张镜源. 中华中医昆仑·周凤梧学术评传［M］. 北京：中国中医药出版社，2011.

国医之道，道不远人

——张志远先生方药经验访谈

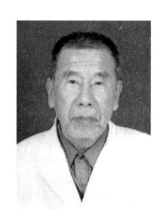

张志远先生

张志远先生（1920~2017），山东德州人。斋名"抱拙山房"，自号蒲甘老人。山东中医药大学教授、主任医师，山东省名老中医药专家，济南市第九届人大代表，山东省第六届政协委员，原卫生部中医作家协会成员，全国各家学说研究会顾问，享受国务院特殊津贴。

先生幼秉庭训，天资聪颖，刻苦好学，很早就奠定了坚实的古文基础，稍长，即涉猎经、史、子、集而成为有名的学者。尤对易学深有研究。少时学医，得到父辈及老师指点，先理解中医基本概念，继而掌握基础理论，然后诵读脉法、汤头歌诀等，再修临床课，始习外科、儿科，后及内科、妇科，羽翼渐丰，终以内、妇科成家，尤长于妇科。完全继承了父辈外、儿科之经验，又转向内、妇科，这与其刻意创新是分不开的。举凡《内》《难》《伤寒》以至后世诸家之书，更是无所不读，促使其医学理论日趋丰厚，造诣渐深。青年时代悬壶鲁北，享誉一方，为广见闻，开拓思路，还广泛搜求各种史料，虽鲐背之年，未尝释卷、笔耕不辍。以其学识渊博，人称"活辞典"。

1957年始先后执教于山东中医进修学校、山东中医学院，讲授中医妇科、伤寒、温病、医学史、各家学说等，医、教、研并举，经验丰富，成就显著，主编《中国医学史》《中医各家学说》《中医妇科学》《医林人物评传》《医林人物故事》等，主审《山东中医药志》、法文《中医名词字典》，辑有《张志远医论探骊》，穷40年之心血著成《中医源流与著名人物考》《空谷足音录》《诊余偶及》《蒲甘札记》《张志远临证七十年碎金录》《张志远临证七十年医话录》《张志远临证七十年日知录》《张志远临证七十年精华录》等，发表论文400余篇。培养学生近20名，均已成为医教研各领域的带头人，进一步发扬光大中医事业。

2016年被评为国医大师。

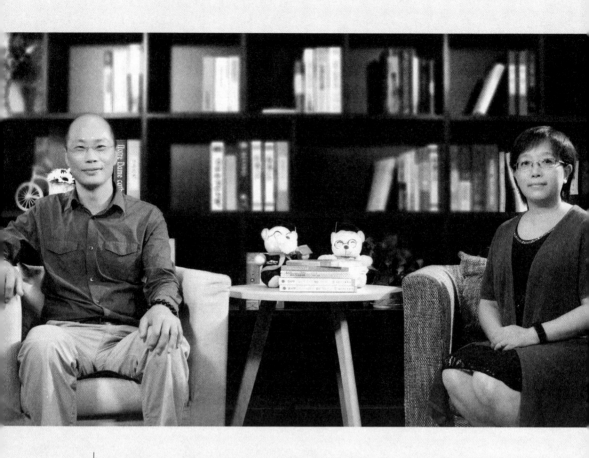

访谈主题：张志远先生方药经验

访谈人：刘桂荣 —— 王欣

刘桂荣，医学博士，博士研究生导师。现任山东中医药大学中医文史学系主任，各家学说教研室主任，山东中医药学会民间中医药传承工作委员会主任委员、中华中医药学会名医学术思想研究分会常委、山东中医药学会中医基础理论专业委员会副主任委员、山东中医药学会心脏病专业委员会秘书、中华中医药学会医史文献分会委员。已主持完成课题19项，主持完成国家自然基金、省自然基金等课题3项，国家973项目学术骨干1项，国家973项目子课题研究责任人1项。2项分获省科技进步二、三等奖，获厅级二等奖1项，三等奖2项。教学研究课题获省优秀教学成果一等奖1项，校级优秀教学成果二等奖、三等奖各2项。发表学术论文110余篇，出版著作20余部，主编国家卫生和计划生育委员会十三五规划教材《中医各家学说》，副主编国家规划教材《中医各家学说》4部，主编、参编其他各类教材13部。现为国家中医药管理局名老中医张志远工作室负责人，国家中医药管理局重点学科建设中医各家学说学科后备带头人，山东省五级中医药师承教育项目第四批指导老师。

访谈专家

学术思想概要

王欣： 2017年6月29日，中华人民共和国人力资源和社会保障部、国家卫生计生委、国家中医药管理局在北京举行国医大师表彰大会，本次全国共有30名著名中医学家入选，其中张志远老先生是年龄最大的一位，今年已经97岁了，张老也是本次山东省唯一一位获此殊荣的名医。

刘老师，作为张志远先生的弟子，您当时也陪同张老一起参加了这次盛会，能给我们谈谈您的感受吗？

刘桂荣： 张老师被评为国医大师，的确是实至名归。得到了各级领导、各领域专家的认可。

张老师谦虚低调，淡泊名利。获奖之后，明确表达，归功于山东各级领导，归功于山东中医药界，归功于山东父老乡亲。自己会继续戒骄戒躁，与时俱进，努力发挥应有的作用。

作为学生，我时时处处体会到老师的大医情怀。虽然抱病，仍不辞辛苦，治病救人，手不释卷，笔耕不辍。

先生常说："老牛自知夕阳晚，不用扬鞭自奋蹄。"

先生经常跟我们说，他这一生要做到："一肩明月，两袖清风。"

王欣： 张志远先生高尚的医德，以及兢兢业业、一丝不苟的治学精神非常值得我们学习。

刘老师，您作为张老的弟子以及传承工作室的负责人，主编了《张志远学术经验辑要》，近年来在国内核心期刊也陆续发表了《张志远成才之路》《张志远临证用药心得》《张志远治疗胃脘痛临床经验》《张志远治疗原发性痛经临床经验》等等很多篇相关论文，可以说是全面、系统地总结和整理了张老七十多年来的学术思想和临床经验。

那么，刘老师，您能给我们简单介绍一下张志远先生的主要学术思想吗？

刘桂荣：概括来讲，张老的学术思想有以下几个方面的内容。

（1）倡论"医易相关"说。

（2）研究各家重源流。对每位医家，按其师承、私淑关系、学术倾向、临证特点划分流派，归于系统。

（3）发挥"玄府"学说。对临床治疗中风、耳聋等病具有启发意义。

（4）阐发风药理论。对风药的涵义、性味、归经、润燥及其作用等均有独到建树。

（5）综合辨证内容与方法的研究。诊病重脉、精于辨舌用药、善于辨症状用药。

王欣：张志远先生善于钻研中医药典籍，特别是对《伤寒杂病论》喜爱有加，根据前辈们的用药经验，结合自己的临床体会，张老总结出了经方"十八罗汉""四大天王"等处方用药特色，这在他的著作中多有论述。张老认识药物透彻，应用药物准确，处方配伍讲究技巧，极大提高了临床疗效。

临床中药应用经验

王欣：大家都知道，药物是医生的武器。真正有成就的医学家，无论是什么派，伤寒派也好，温病派也好，经方派也好，时方派也好，都要精通药物。

刘桂荣：是的。医生如果不能透彻掌握药物的性能，临床上就不能运用自如。也就是说，临床大夫只有突破药物这道关，才能取得较好的临床疗效。

国医之道，道不远人——张志远先生方药经验访谈

王欣： 张志远先生在数十年的医、教、研生涯中，精修本草，熟谙药理。在选药方面更是独具匠心，配伍巧妙，效专力宏。

刘桂荣： 是的，这样的例子很多！比如，张老治疗顽固性头痛，多以川芎为君药，每剂常用到25g；细辛不拘钱内之说，风湿性体痛用到30g；崩漏证很少使用炭类药物止血，善用补气凉血、助益冲任，等等。这些都是张老师精修本草的具体实例。

王欣： 我们看到在《张志远临证七十年碎金录》《张志远临证七十年日知录》等多部著作中，张志远先生都非常强调临床选用中药的一些思路和方法，比如对于药物的品种、炮制、用量等都非常讲究。

刘桂荣： 是的。说到药物的品种，众所周知，中药品种不同，其功效就存在差异。如张老临证所用贝母，有象贝、炉贝、松贝等多个品种。张老认为，贝母虽然具有化痰止咳的作用，但品种不同，功效各有区别。如外感肺气不利，多用象贝；内热停痰者，则用炉贝；肺虚、慢性支气管炎，则多选用松贝，疗效较好。

王欣： 除了品种之外，药用部位也很重要。《张志远临证七十年精华录》一书中，张老特别提出"药物同株，作用各异"。

刘桂荣： 是啊！目前中药野生资源大量减少，市场多以人工种植品代替，但土壤、肥料、湿度等因素，都会影响药物疗效。

例如，为保护药材生长，不再挖根，多以茎叶代之，如黄连叶；花少取茎，如忍冬藤。但是要注意，有些药物的根、茎作用相反，如将麻黄与麻黄根混为一谈，就会发生医疗差错。

所以，张老强调，为医者应熟悉、了解所用中药的药用部位，明确区分其功能差异，才能保证应有的临床疗效。

王欣： 张老临床选用药物，对炮制方法也非常重视。听说张老的父亲就曾经说过："炮制加工，配伍互携，属遣药艺术之秘。"

刘桂荣： 张老传承家学，经常给我们讲，水能浮舟，亦能沉船；药能治病，亦能伤人。

药物经过炮制，就可以避免对人体带来的不利影响。例如，酸枣仁炒出香味，就可以改善口感；斑蝥去掉翅足，能减少臭气；巴豆脱脂，可以防止发生暴泻、消除毒性，等等。

王欣：张老曾经说过，药物炮制后，其性能、功力发生改变，临床需注意对证选择，关系全局，不可轻视。

刘桂荣：是的。例如，麻黄取茎生用，去掉根节，切勿蜜炙、炒黄，和桂枝等量配伍，就可以提高发汗解表的作用；附子生用壮阳，炮后温里，泡淡则无效了；大黄酒炒治上，醋制破血通经，生用则泻火攻结。枇杷叶能速降肺气，利痰止咳，还可开通胸闷，抑制胃中逆气上冲，临床宜与代赭石、旋覆花合用，加强下气降逆之效，这种用法深受清代前贤叶桂的赏识。因为枇杷叶的下表面有一层短茸毛，生用煎服的时候，不需要刮毛，但是要做成丸剂就必须把茸毛刮掉。枇杷叶经蜜炙之后，增强了润泽之功，适用于治疗干咳无痰之证，但其降下作用并未加强，这点需要临床大夫引起重视。

王欣：关于炮制，张老在其著作中反复强调要"重视药物炮制"，认为"药物炮制影响全局""炮制影响疗效"。但是，张老也明确提出，中药的炮制不可盲目而为之。

刘桂荣：是的。临床重视炮制是对的，但是张老师也提出"不能盲目炮制"。例如，炒虻虫去掉翅足，并不会明显降低其毒性；酸枣仁生用、炒用功效几乎没有差别；肉苁蓉不经炮制，用原生药，其利肠通便作用最强；杏仁的毒性主要来自杏仁苷，而杏仁苷主要在尖，临床应用时可去尖留皮，减少毒性；柴胡的主要有效成分是柴胡皂苷，其茎叶中皂苷含量很少，所以临床用小柴胡汤时柴胡宜取其根；人参芦也还含有丰富的人参皂苷，人参去芦、弃之不用是一种无知的浪费；还有酒炒仙茅增加热性、胆汁炒黄连增加寒性、蜜炒石膏增加润性等等，张老师认为以上的这些炮制方法对中药的药性改变并不明显，临床都没有必要。

张老在临床中遵师门传授，多运用不经任何炮制的生药。张老的这种做法，是效法了近代张锡纯先生的经验，认为生药含有自然之灵气，临床运用生药治病，可以达到天人合一的境界。

王欣：《张志远临证七十年精华录》一书中，张老还明确提出了药物贮藏时间的重要性。

刘桂荣：张老师认为，药物较长时间贮存，可以减去燥性，由刚变柔，降低毒性，改善苦辣酸涩，易于口服。

但是储存时间也不宜过长。如半夏、陈皮、阿胶，人们多习惯称其为"三陈"，强调贮藏时间要长，即所谓的"非久不贵"。但是张老师认为，中药过长时间储存，并不完全符合临床要求，应以三年为期，否则气味、功效都会受损，且易生虫蛀，还会碎解。

张老的父亲专门强调，临床除麦冬、蒲公英、茵陈、石斛、生地黄、薄荷、败酱草、小蓟、马齿苋、萆草、瓜蒌等多用鲜品外，其他药材一般都要用两年以内的饮片，积压陈旧的几乎都不主张选用。

王欣：刘老师，您在主编《张志远学术经验辑要》一书的时候，专门总结了张老的"脏腑用药式"。关于"脏腑用药式"，您能给我们详细介绍解释一下吗？

刘桂荣：所谓"脏腑用药"，就是本草学上所说的"循经用药"。

大家知道，中药的归经学说，起源于《灵枢》"五味各走其所喜"。金元医家张洁古与弟子李东垣临证奉行这一理论，发现中药进入人体后，机体产生不同的反应，对药物的亲和力有很大差别，从而表现出不同的归经特点，如果临床按照归经用药就可显著提高治疗效果。

张老师临床也非常重视这种"循经用药"理论。例如，升阳举陷时多用补中益气汤；头痛多用川芎，太阳经头痛则加蔓荆子，阳明加白芷，少阳加柴胡，太阴加苍术，少阴加细辛，厥阴加吴茱萸等等，分经论治，疗效确切。

张老师的"脏腑用药式"，不仅属于基础医学的重要组成部分，也是中医藏象学说在临床应用方面的具体体现。它的用药形式主要是，把人体生理活动、应激能力，同药物作用密切结合在一起，根据脏腑特点，选用多种具有专治效能的药物，采取针对性的治疗方法，极大地提高了治疗效果。

王欣： 刘老师，您刚才谈到的这个"脏腑用药式"应 该是张志远先生临床用药理论的一大特点。除此之外，在临床选用中药的时候，张老还特别强调"师古不泥药量"。

刘桂荣： 是的。张老师反复强调，古籍中所载药量应精确换算，根据目前证候的需求，灵活运用，切忌按图索骥、沐猴而冠。

例如，张老师认为，在古方中石膏配麻黄解表退热，石膏配芩、连、栀、柏，则有清除里证内热之效。而此时的石膏用量，张老师认为需大量投予，一般用 30~100g，否则难见疗效。跟石膏很相似的是寒水石，用量也需如此。临床有大夫怀疑石膏、寒水石的清热作用，这多是因为药物用量太小，或组方不当，没有充分发挥出它们应有的疗效。

王欣： 对于家传师授"传方不传药，传药不传量"的习俗，张老认为，如果临床只重视处方，不掌握剂量，则治疗效果不佳，甚至起不到治疗作用。

刘桂荣： 难能可贵的是，张老师在他撰写的多部著作中，都毫无保留地记录和公开了他临床常用药物的处方剂量。

例如，在《张志远临证七十年精华录》一书中，张老师就详细记载了以下药物的常用剂量：附子亡阳回苏要用至 30g；葛根治疗颈椎病要达到 30g；消慢性炎块、恶肿，蜀羊泉、石打穿要用至 50g；合欢皮、夜交藤、酸枣仁治疗失眠，需用 30g 以上；治疗关节炎，松节、老鹳草要用 30g 左右；丹参、红景天各 40g、川芎 20g、黄芪 80g，可以用于冠心病通利血脉、降低耗氧量。

王欣： 这样看来，好像张志远先生临床药物的剂量都很大啊！

刘桂荣： 不完全是这样。张老师主张药物用量要根据病情需要，该大量时必须要大量投予，但也明确提出药物"用量不宜太大"。

张老师遵业师经验，在处方用量上一般不分儿童、成年，均观察询问患者体重确定剂量。例如，肥胖儿童超过 50kg，属于成年；成年瘦弱不足 50kg，则按低龄标准。而且张老师专门提出，不论儿童或成年，要注意药物用量不要太多，因为人体消化、吸收有一定限度，达到饱和度就难以再完成运化。

王欣：如果药物用量过大，不仅浪费药材，可能还会对机体产生不良影响，如呕恶、胸闷、嗳气、肠胃不适等等，所以张老曾经说过，药物用量问题"看似小事，却关系重大"。

刘桂荣：关于药物用法，张老师也非常重视。

在《张志远临证七十年日知录》中，张老师明确提出，杏仁有毒，炮制要去其皮尖；芦荟极苦，临床多配伍其他药物入丸散，不入煎剂；大黄久煮效力降低；芒硝苦咸，患者咽下困难，改用元明粉则可避开此弊；延胡索加醋拌炒，可提高一倍的功效。这些都是张老师临床的切身经验，也是需要临床大夫特别注意的问题。

王欣：对，张老曾经专门记载"五味子宜打碎入药"，这个经验给我留下了深刻的印象。

刘桂荣：张老在临床中发现，五味子虽说五味俱全，但如果不打碎入药，五味子中的辛味就难以逸出，就成了"四味"，难见显效，所以张老师提出，临床用小青龙汤时，要特别注意五味子需打碎用。张老师业医数十年，常遵是法，提高了该方的疗效。

王欣：关于服药方法，张老多遵家传，每剂汤药水煎两遍，分三次用，这与我们现在临床水煎分两次服的方法有些不同。

刘桂荣：张老师认为，这样做的目的有三个：一是不影响饮食、睡眠、工作，不致产生不适感；第二，可以减少服药所致过敏等副作用，若出现不适可随时停服；第三，可以避免药物服用量过大刺激胃腑，产生恶心、呕吐、腹中胀满不舒，甚至引起厌恶吃药等情况。

王欣：刘老师，目前临床对于有毒药物的使用，有两种倾向，一种是畏惧毒性，不敢使用；还有一种，是以毒攻毒，大量配伍。那么张志远先生对这方面持什么观点呢？

刘桂荣： 张老师认为，对于有毒药物的选择宜谨慎。他曾经说过，有的医家喜欢选用量大与有毒药物，将"量小非君子，无毒不丈夫"这种说法运用到医学临床当中，这是非常不妥当的。

疾病不同，病情轻重有异，用药当然不能等量齐观。如阳虚用炮附子5~30g，亡阳证则需重用生附子60g才可回阳救逆。这些均因病证的需要而酌定，如果背离了这样的准绳，量小则乏效，量多则伤人，都是违反客观需求的做法。张老师经常强调，含有毒性的药物，临床使用时必须经过炮制；剧毒之品即便加工后，非特殊情况亦不宜入方。

对于药物的副作用，临床也应引起重视。如人参投予不当，可发生心烦、胸闷、呕吐、厌食、失眠、血压升高、躁扰不宁等不良反应，临床常以萝卜汁、绿豆汤等解之。

王欣： 刘老师，以上您分别从药物品种、药用部位、炮制、贮藏时间、药物归经、用量用法、毒性等方面介绍了张志远先生选用药物的临床经验。

此外，张老在临床选用药物过程中，还"重视药物配伍"，要求临证务必"掌握药物相互制约"；同时，要善于将经方与时方药物进行有机融合，"古今结合用药"；还要注意"辨认体质用药""临床注意药从人变"，等等。

刘桂荣： 张老师提出，临床用药，一方面要传承古人经验，全面总结，找出规律，丰富现代药学内容；另一方面，也要与时俱进，注意研究药物的新功效，吸收新知，大胆创新，合理运用，不固守文献章法，不为先贤经验所束缚，彰显了一代国医大师的为医之道。

临床甘草应用经验

王欣： 刘老师，刚才我们讨论了这么多，能不能请您举一个具体的例子，让我们再详细体会一下张志远先生临床用药的独到经验呢？

刘桂荣： 好的。下面我就以甘草为例，给大家介绍一下张老师对于经方药物的认识和应用经验。

王欣： 甘草几乎是每位中医大夫都会用到的药物，而且差不多每方必用。

刘桂荣： 是的。张仲景《伤寒论》113方，用甘草的经方大概有60多首，占到一半还多。

甘草，别名"国老"。现代药理研究发现，甘草中含有的化学成分多达上百种，能治疗或辅助治疗多种疾病，适用范围非常广泛。所以，甘草不愧为众药之王，国之药老。

王欣： 甘草的产地主要是在北方吗？

刘桂荣： 对！甘草这味药，在北方几乎遍地都有，但产量不同，药材的质量和入药的效能也有差别。一般来讲，我们认为蒙古地区是甘草的主要产地。人们经常把甘草和黄芪并称为蒙古地区的"两大名药"。蒙古所产甘草的有效成分，远远超过其他的地区。

王欣： 刘老师，我们临床常用的甘草有生、炙两种，《伤寒论》中张仲景最常用的是"炙甘草"，就是我们现在通常用的蜜炙甘草吗？

刘桂荣：《伤寒论》成书于东汉末年，书中所用的甘草，虽然大都写明"炙"字，但张老师认为这里指的是水炙甘草、鲜炙甘草，跟我们现在临床所用的蜜炙甘草，大不相同。

蜜炙甘草，是在宋代《太平惠民和剂局方》之后才逐步被采用的一种炮制方法。通过"蜜炙"，能提高甘草的润性，增强其补中益气的功能。

《伤寒论》中用的甘草，大体有两种情况：一是鲜草在火上烤，烤了之后，甘草的润性、温性就大大提高了；第二种情况，如果所用甘草不是鲜品，采集以后时间长了，质地干燥，就用水泡后上火烘烤，这即是"水炙甘草"。

《伤寒论》方中大部分用的是水炙甘草，并不是蜜炙品。张仲景《伤寒杂病论》中也用蜜，比如乌头，一般写作"蜜煮"，用蜜煮之后就可以破坏乌头碱、降低毒性。但是甘草，张仲景书中并没有提到"蜜"，因为在东汉末年还没有蜜炙甘草这种炮制方法。

王欣：刘老师，经您这么一介绍，我明白了，张仲景经方里的"炙甘草"其实是"水炙甘草"，跟我们现在临床用的蜜炙甘草不是一回事。

刘桂荣：是的。甘草自古至今都可以说是临床最常用的药物，究其原因，首先，甘草是一种食品添加剂。

大家可能有所不知，东南亚很多地区经常从咱们国家大量采购甘草，为什么呢？主要就是把甘草作为食品添加剂去用，有甜味，能提高、增强口感。《伤寒论》《金匮要略》很多方都配伍甘草，主要原因不仅是因为甘草善于解毒、补中益气，在相当程度上，更多的就是考虑到可以改善口感，药有甜味，好喝了，患者自然愿意接受。

王欣：哦，原来是这样啊！我们现在的统编《中药学》教材讲甘草具有补中益气、解毒、和百药的作用，这些应该是甘草的药用功能。

刘桂荣：甘草的这些药用功能与其特有的药性是密不可分的。

我们先来看一下前人的认识：

一是先贤徐大椿，在其《神农本草经百种录》中记载："甘草，味甘平。主五脏六腑寒热邪气，甘能补中气，中气旺则脏腑之精皆能四布，而驱其不正之气也。坚筋骨，长肌肉，倍力，形不足者补之以味，甘草之甘为土之正味，而有最浓，故其功如此。金疮，脾主肌肉，补脾则能填满肌肉也。解毒，甘为味中之至正味，正则气性宜正，故能除毒。久服，轻身延年。补后天之功。此以味为治也，味之甘，至甘草而极。甘属土，故其效皆在于脾。脾为后天之主，五脏六腑皆受气焉。脾气盛，则五脏皆循环受益也。"

二是前贤陈修园，其在《神农本草经读》中提出："物之味甘者，至甘草为极。甘主脾，脾为后天之本，五脏六腑，皆受气焉。脏腑之本气则为正气，外来寒热之气，则为邪气，正气旺则邪气自退矣。筋者，肝所主也；骨者，肾所主也；肌肉者，脾所主也；力者，心所主也，但使脾气一盛，则五脏皆循环受益，而得其坚之、壮之、倍之之效矣。"

王欣： 刘老师，通过刚才您介绍的这些古籍记载，可以看出前人对甘草的认识已经很到位了。

刘桂荣： 是的，我们由此也可以得知，理解药物的功能需要从其药性入手。

张老师在临床应用甘草，也大体超不出古人记载的这些范围。例如，治疗脾胃虚弱、体形消瘦的患者，临床需适当增大甘草的用量，服用一段时间之后，就可以明显地改善体质、增长肌肉。再如，甘草"主治急迫"之证，就是充分利用了其甘缓之性。甘草所谓的"缓急"作用，临床可广泛用于治疗各种里急、急痛、挛急等。张老师依据多年的临床经验，认为甘草能显著缓解人体抗病中的激烈反应，用治诸多急性病，如各种急性疼痛、心脏剧烈跳动、神智极度兴奋、肌肉过度痉挛、癔病、癫痫发作，以及由以上诸多原因造成的昏厥与肢冷等病症。

王欣： 张老对甘草的理解，实际上是对古人认识的进一步深化和拓展，应用起来更具有可操作性。

但是，还有一个问题，甘草的主要药用功效是什么呢？有人说，甘草就是个配料，它自己本身并没有主攻方向，与附子、石膏、麻黄这些药物完全不同。还有人说的更有意思，说甘草就是东郭先生，配在处方里完全就是滥竽充数的。

刘老师，这些说法对吗？

刘桂荣： 当然不对！

张老师认为，甘草最重要的作用，就是能改变心律不齐，稳定心率。例如，心动过速、心动过缓、早搏等病证，心律不规整，跳跳停停，停停跳跳。这时候张老师经常用甘草作为主药，不论水炙还是蜜炙，都能调整心律，使之恢复正常。

王欣： 说到这里，我想起《伤寒论》中治疗"心动悸，脉结代"的炙甘草汤，应该也是用到甘草的这个作用。

刘桂荣： 对！

炙甘草汤临床对心脏提前收缩，或出现的过早搏动，有明显的治疗效果。老伤寒家一瓢先生，在临床使用炙甘草汤的时候，专门提出，在饮食上要注意告诫患者吃八分饱，通过饮食的配合，能缩短疗程、加快疾病的向愈。

王欣： 张老根据临床经验，自制了经验方"益气复脉汤"来调节心律，临床收效显著。

刘桂荣： 张老师自制的"益气复脉汤"，药物组成有：黄芪150g，生地黄120g，桂枝12g，炙甘草12g，甘松15g。

王欣： 在《张志远临证七十年碎金录》一书中，张老明确提出，甘草临床用于治疗心脏期外收缩，房、室性期前收缩出现间歇的情况，呈现独特作用。益气复脉汤中配伍甘草，就是用其来治疗"心动悸脉结代"的。

刘桂荣： 这首处方在临床应用时，常同人参、麦冬、仙鹤草等相配，酌加苦参20~40g，7剂便可见效。

但张老师也提出，因现代药理研究发现，甘草含有激素样物质，长期大量服用，容易引起身体肥胖、臃肿、胸闷不舒等不良反应，故生、炙甘草均不宜久服。

王欣： 以上刘桂荣老师为我们详细介绍了张志远先生对甘草的认识及其应用经验。张老求本溯源，创造性地提出仲景经方中的炙甘草为"水炙甘草"，进一步明确了甘草的不同炮制规格和性能特点；在参照古人论述的基础上，张老结合自身实践经验，提出"理解药物的功能需要从其药性入手"的观点，以甘草"甘缓"之性，应用于调整心律，创制"益气复脉汤"，用于治疗心脏期外收缩，房、室性期前收缩出现间歇的情况，取得显著临床效果。可以说，这是张老"师古不泥古，传承中寓以创新"的具体体现和真实写照。

临床处方经验

王欣：刘老师，张志远先生从医70余年，躬身教学临床，阅历丰赡，医术精湛，特别对于临证处方用药，经验独特。

刘桂荣：关于张老师的临床处方经验，我想从"方治浅说""巧于化裁活用古方""古方方义新解"以及"创制新方治顽疾"四个方面做介绍。

首先，谈谈方与治的问题。

张老师提出，辨证是分析病情、揭露疾病主要矛盾的过程；而施治，就是根据各种不同性质的矛盾，所采取的一系列解决矛盾的相应措施。

临床辨证，就是要抓住病证的具体特点，进行分别处理。例如，感冒有外感风寒与外感风热之分，一用麻黄汤，一用银翘散，辛温与辛凉不同，即同病异治；子宫脱垂和脱肛，乃前阴与后阴两个不同的病证，若均由气虚下陷引起，都可用补中益气汤治疗，这就是所谓的异病同治。

临床若能掌握了这样的施治规律，大夫就能把握治疗上的主动权。

王欣：对，张老曾经说过："辨证是对人体和疾病分析研究的结果；施治是在辨证的基础上进行的，是从辨证论治中得出的处理方法。"

刘桂荣：这也就是张老师常说的"没有辨证，也就不会存在施治"。例如，感冒患者，其症状表现都有恶寒现象，这是普遍性，也是共性，虽然程度上可能有所不同，但恶寒的症状是客观存在的，否则感冒的诊断就不能成立。因此，无论风寒感冒或风热感冒，只要具有恶寒的特点，就应使用发汗解表的方法治疗。

另一方面，还要注意到特殊性，也就是个性。如果方药剂量、加减化裁运用不当，就会影响疗效。以麻黄汤为例，麻黄与桂枝的配伍剂量应大致相等，若减少桂枝用量，则发汗作用减弱；减少麻黄剂量，增加桂枝用量，则转为温经散寒，变成活血通络之方，临床可用治风湿性关节炎；杏仁用量常不超过12g，否则易中毒；甘草用量一般仅占麻黄的1/3，投予大量可能引起汗出不畅，从而影响解表。

在药物加减上，加入一味或减去一味，均可改变方剂的性能，失去原来的治疗作用。如麻黄汤，去掉桂枝则称三拗汤，功专止咳定喘，治疗急性气管炎或哮喘，其发汗作用就不足了；把桂枝去掉，加入石膏，则成了麻杏甘石汤，治疗肺热气喘，临床就变成了用于肺炎的方剂。

因此，张老师一再强调："方剂的药物配伍，非常严格，具有一定规律。"

如果只处方，不注意药物剂量，虽然原物齐全，一味不少，也不能达到治疗目的，这叫"有药无方"；反之，不按组方配伍进行加减，随便拼药，若麻黄汤四味减去一半，又加入其他药物，原来方义已不存在，而仍以其方命名，这叫"有方无药"。

外感患者凡口渴者多为风热，口不渴者多为风寒，治疗时，风热的投辛凉药物，风寒的投辛温药物，辛凉解表方用银翘散，辛温解表方用麻黄汤。

至于表证发展成里证，寒证发展成热证，这是矛盾的转化，更应该"药随病变"，根据转化结果，从实质上进行处理，采取灵活的治疗方案。

张老强调，中医学施治，非常重视理法方药。如风寒感冒，是通过辨证认识的，这个风寒感冒的认识过程属于"理"；治疗风寒感冒的辛温解表法，就属于"法"；辛温解表的方子麻黄汤，就属于"方"；麻黄汤组成的药物麻黄、桂枝、杏仁、甘草，就是所用的"药"。理、法、方、药为辨证施治过程中的四个步骤，互相关联，密不可分。

王欣：张志远先生在临证中善用古方，但又不拘泥，灵活中寓以创新和巧思。对古方和重点药物，张老依徐灵胎之言："倘或不验，必求所以不验之故，更必效之法；或所期之效不应，反有他效，必求其所以治他效之故；或病反重，则必求其所以致害之故，而自痛愆。"

张老不仅在理论上别树一帜，而且在临床实践中匠心独运，方药遣用，慧心巧手，善化古为新用，且药随心出，卓有效验。

刘桂荣：这就是我要谈的第二个问题——"巧于化裁，活用古方"。

举个例子来说，张老师临床喜用四物汤（当归9g，熟地黄9g，白芍9g，川芎9g），但临床又常据证变化。如养血，多以当归15g为君，用于面色无华、月经量少、乏力、有贫血倾向者；滋阴，则以熟地黄 30g 为君，用于口干舌红、便秘、手足心热、消瘦者；缓急，多以白芍 20g 为君，用于水亏火旺、易激惹、易醒多梦、胁腹腰痛之证；宣散，则以川芎 15g 为君，用于虚火上炎、头痛眩晕、烦躁、月经延后、气郁不伸、盆腔瘀血者。

张老师提出，同是四物汤，但临床依证立法，依法统方，"呆方活用"，均有效果。

王欣：一首看似简单的四物汤，被张老用得出神入化啊！

刘桂荣：四物汤补血，四君子汤补气，尽人皆知。

张老常根据病情，将四君子汤（人参 9g，白术 9g，茯苓 6g，炙甘草 4g）按需要调整药量，并加味施治。如益气，多以人参 12g 为君，用于精神不振、嗜睡、疲乏、记忆力下降，常配伍黄芪 30g，以补气扶正；若健脾，则以白术 20g 为君，用于饭后欲卧、四肢无力、大便溏、次数多，常伍以山药 30g，以健脾助运；若化饮，常以茯苓 30g 为君，用于水湿内停、头目眩晕、心悸、易惊、小便短少，多配伍桂枝 9g，以温阳化气；若调节心律，则以炙甘草 9g 为君，用于期外收缩、过早搏动、脉象结代，常加甘松 9g，以行气开郁。

王欣：张老通过灵活变化，古方今用，扩大了原方的治疗范围，真是极富巧思啊！

刘桂荣：对于经方的活用，再给大家举个例子。

《金匮要略》薏苡附子败酱散，原方为治疗肠痈化脓之证，伤寒家刘冠云先生将其改为汤剂，施治妇科病，无论阴道炎、宫颈炎、盆腔炎，只要分泌物过多，带下如注，大量溢出者，即可投用。方中薏苡仁健脾燥湿，附子温阳化湿，败酱草清热利湿。张老师师法此意，临床常配伍苍术、白果、芡实治疗带下，若湿热色黄者，加黄连、黄柏、海金沙，以清热祛湿；有血性分泌物者，加小蓟、参三七、鸡冠花，以凉血活血止血；带下量多，缠绵不止者，加茯苓、白术、泽泻，祛湿健脾，标本兼顾。张老师处方时，一般不配伍龙骨、牡蛎等固涩收敛之品，但治疗带下却每获良效，这就是经方活用之妙。

王欣： 张志远先生临床善用的许多妇科方剂，也多是由古方灵活化裁而来的。

刘桂荣： 对！例如，《傅青主女科》两地汤，由生地黄（酒炒）、地骨皮、玄参、白芍（酒炒）、麦冬、阿胶六味药物组成，原为治疗肾水亏火旺而致月经先期量少而设。

王欣： 曾有资料记载，早在清朝末年，以两地汤治疗血热崩漏风行一时，被誉为良方。时医曾编歌诀云"两地参芍麦阿胶，妇人血崩唉后消"，足见其疗效之高。

刘桂荣： 张老师遵古人之旨，善用本方治疗妇科疾病，明确提出本方适应的病机是：素有内热，或过食辛辣，或久处高温环境而感受热邪，或大怒伤肝、郁而化火，或突由寒冷地区新迁炎热地区，或误服温补肾阳、暖宫种子、辛香走窜之药，损伤冲任二脉，导致血热妄行。与之相应的病证，临床多见月经先期、经量过多、功能性子宫出血、产后子宫感染、恶露不绝等。

张老师针对此火热为患、伤阴耗液之证，处以两地汤清热解毒、凉血止血而收捷效。临床多与贯众、鸡冠花、地榆、黄芩等相配伍，效果尤佳；或加青蒿、丹皮等，以清热退蒸，适用于骨蒸潮热者，疗效确切。

张老师用两地汤为基础的组方思路，较之临床治疗崩漏单用苦寒、忽视正气者，更具巧思。

王欣： 张老临床强调灵活运用古方，既要熟悉和了解历代医家的制方特点，又要在临床中予以反复验证，深刻领会其内涵和要义。只有这样，才能更好地传承其学术的精髓，提高临床选方用方的效果。

刘桂荣： 对，这一点非常重要！张老师认为，只有深入挖掘古方方义，透彻领会组方要义，临床才能合理地对证选用。

例如，六味地黄丸，此方首见于钱乙的《小儿药证直诀》，是《金匮要略》崔氏八味丸减桂、附而成，对肾阴不足、髓海亏虚诸证有良好的治疗作用。但张老师指出，目前临床存在这样一种现象：一些大夫因六味地黄丸方中含有"三泻"成分，临床使用汤剂时，遵照张景岳"精一不杂"的观点，恐茯苓、泽泻渗利太过、劫夺津液；丹皮凉破，"减去补力"，故处方时将这三味药删去，甚或加入滋润之品，认为只有这样，才能达到"补养不伤下、护阴不走液"的目的。张老师认为，以上这种做法，就相当于纸上谈兵，不是临床经过实践得来的。首先，这是对古方应用缺乏全面研究造成的，例如对仲景方的黄连－干姜寒热同使、大黄－附子攻补兼投等配伍思路，领会不深；其次，是没有注意到阴虚者常内蕴伏热，以丹皮凉血乃坚阴抑火之治，茯苓、泽泻利水，可引热下行由小便而出，热清则阴自足。

王欣：记得明代医家龚居中对此颇有体会，他在《红炉点雪》中写道：前人"用补药皆兼泻邪"。

刘桂荣：对的。张老师认为，六味地黄丸用茯苓、泽泻，是"取其泻膀胱之邪，邪去则补药得力"，一开一阖，即为它的奥妙所在。

因此，张老师强调，深入理解古方方义，透彻分析配伍特点，是临床医生合理、有效选用古方的前提和基础。

王欣：张志远先生在多部著作中，详细记录了其选药用方的经验。张老临床强调不仅要继承古人的学术思想，还要进一步日新其用，发展创新。而在七十余年的临床工作中，张老勤于思考，反复实践，创制了许多验方效方，并毫不保留地记录发表，以供后学者借鉴应用。

刘桂荣：以《伤寒论》的"炙甘草汤"为例。原方由炙甘草15g、生地黄30g、桂枝10g、麦冬10g、阿胶6g、麻仁6g、人参10g、生姜6片、大枣30枚组成，又称复脉汤，临床多用于治疗气虚多汗、惊悸失眠、体弱乏力、大便干燥，舌红少苔，脉结代之证。

张老师临证多将此方用于治疗心脏期前收缩，脉搏间歇，动中休止，再次复来，有较好作用。临床又可灵活加减，如对于早搏，张老师常加苦参20~50g，以提高疗效；或加龙眼肉、仙鹤草、紫石英，又名"加味炙甘草汤"，治疗心房纤颤，疗效甚佳；胸闷者，可加瓜蒌；扩张血管，加葛根、连翘；心动过缓者，加麝香、鹿茸、麻黄、枸杞子、细辛、人参、枣仁、茯苓；稳定心律，加甘松、山豆根、旱莲草、香附、延胡索、当归、冬虫夏草；解除传导阻滞，则加红花、丹参、木香、白术、檀香、降真香、常山、万年青等。

王欣：张老临床运用炙甘草汤，遵义原方，但又随症化裁，非常灵活；辨证选药，却又参照现代药理结果，取长补短，融会贯通。

刘桂荣：是的。在炙甘草汤的基础上，通过长期的临床实践，张老师总结创制了一张调节心律颇有疗效的方剂——益气复脉汤（《张志远临证七十年碎金录》）：

主方：黄芪150g、生地黄120g、桂枝12g、炙甘草12g、甘松15g。

主治：期前收缩（早搏），属中医"心悸"范畴。

本方取炙甘草汤之意，选药精炼，配伍巧妙。

王欣：记得张老曾经专门提出"重剂黄芪起沉疴"。黄芪味甘微温，补气之功最优，故推为补药之长，而名之曰"耆"也，善治诸虚羸弱之证。现代研究结果表明，黄芪具有扩张血管、促进血流等作用。用量少、小于15g时，黄芪能升高血压；超过30g，则具有扩张血管、降低血压作用。所以张老临床对高血压、冠心病、中风半身不遂等病证，多大量使用黄芪，且长时久服，以取得较好效果。

刘桂荣：对！张老创制的这首益气复脉汤，方中黄芪与生地黄同用，黄芪甘温，益气升阳，如雨时上升之阳气，生地黄甘寒滋阴，如将雨时四合之阴云，二药并用，阳升阴应，云行雨施，气充阴足，脉道通利，期前收缩可消；桂枝、甘草，名桂枝甘草汤，辛甘化阳，通阳复脉；本病患者多精神紧张，思虑过度，佐甘松芳香以开郁结。

现代药理研究也证实，生地黄、甘松均有调整心律的作用。诸药配伍，酌情化裁，可用于各种原因引起的心律失常，如心动过速，可酌加紫石英30g、茯苓18g；心动过缓，加熟附子15g、红参9g等。

在临床运用时，张老还特别提出，大剂量应用黄芪，有时可出现脉搏散乱、歇止无定、病情似有加剧之势，此乃气充阴足而脉道盈满通利之兆，无需过虑。

王欣：《杏林求真》的作者王幸福说："我在临床上治疗心悸一证，过去习用炙甘草汤方，由于其中药味较多，且生生地一味就达 250 克，用起来很不方便。自从学习了张志远先生的这首益气复脉汤，运用于临床屡收佳效。"这也再次验证了张老创制的这首益气复脉汤的临床疗效。

妇科治疗经验

王欣：张志远先生业医 70 余载，学识渊博，不仅理论上有建树，而且重视临床，精研各科杂症，特别对于妇科证治，有着精深而独到的见解。张老针对临床最常见的妇科病证，或选用古方，或自拟新方，巧于配伍，精于变化，辨治明晰，效如桴鼓。

刘老师，在《张志远临证七十年碎金录》一书中，张老将其多年来治疗妇科疾病常用的十种治法，统称为"十治"，您能给我们详细谈一谈吗？

刘桂荣：张老师认为，依据中医理论，女子每月行经，并有妊娠、分娩、哺乳等一系列生理活动，最易伤血，常常致气有余而血不足。因此，张老师提出妇科临床应重视养血之治，治疗妇科病证多用四物汤为基础进行加减化裁。

大家知道，气为血之帅，血为气之母，气与血关系密切。若气滞则血瘀，气虚则血脱，气逆则血液妄行，对于女性而言，往往就会导致痛经、不孕、崩漏及月经周期紊乱等病证，故临床治疗时，张老师主张养血的同时，也不可忽略治气，如行气散瘀、降气破血、升气和血、补气养血、调理冲任等治法，也需要引起临床医生的高度重视。若气血同病者，则宜气血并治。

张老师归纳的"妇科十治"，主要是指以下十种常用治疗方法。

（1）补气升陷法（如补中益气汤、举元煎等）。

（2）养血调经法（如四物汤等）。

（3）固阴止血法（如两地汤、奇效四物汤等）。

（4）健脾收带法（如当归芍药散等）。

（5）疏肝理气法（如逍遥散、下乳涌泉散等）。

（6）活血散瘀法（如红花桃仁煎、加味效灵丹、生化汤等）。

（7）泻火利湿法（如易黄汤、龙胆泻肝汤等）。

（8）清热解毒法（如五味消毒饮等）。

（9）补肾安胎法（如寿胎丸等）。

（10）补益冲任法（如小温经汤、养精种玉汤等）。

王欣：张志远先生在他的《日知录》《精华录》等著作中，详细记录了临床应用桃核承气汤治疗妇科炎症、八仙汤与五味消毒饮合用治疗盆腔炎性疾病、易黄汤治疗带下、四物汤加减治疗月经过多、佛手散治疗月经先后无定期、胶艾汤加减治疗无排卵型功能性子宫出血、下瘀血汤治疗闭经、当归四逆汤治疗痛经、白头翁汤治疗崩漏、寿胎丸治疗流产、少腹逐瘀汤治疗不孕、桂枝茯苓丸治疗子宫肌瘤、加减正气天香散治疗更年期综合征等的验案和经验，实际上都是以上"妇科十治"的具体应用，值得学习推广。

刘桂荣：对，张老师非常善用经方或古方治疗妇科病证。

在配伍用药方面，张老师也有很多独特思路。例如，治疗女性月经延期或闭经不潮，张老师多在对证方剂中加入大黄2~4g，以破血通经，效果显著。

由益母草、马鞭草各10~20g组成的"妇女二仙草"，具有活血化瘀、行水消炎的作用，张老师临床除用于调理经闭、量少、排出困难、腹中坠胀者，还将其用于治疗盆腔积液、宫颈糜烂、阴道炎、子宫收缩不良等病证，取得良好效果。

王欣：在妇科病证处方时，张老对于药物煎煮方法也非常重视。

刘桂荣：《张志远临证七十年精华录》中，张老师曾经明确提出，当归、川芎在妇科治疗方面有双向调节作用：水煎不盖锅口，时间稍长，可兴奋子宫，促进收缩，制止出血；反之，煎煮时间过短，其挥发油存在，则会抑制子宫收缩，无止血之效。因此，张老师指出，用当归、川芎调理出血疾患时煎煮时间要长，加强止血效果，不然易加重病情。如临床治疗子宫内膜增生、子宫黏膜下肿瘤、产后恶露不绝等病证，在给予四物汤加味时，均要注意水煎半小时以上，才能避免不利情况的发生。

王欣： 在常用药物的不良反应方面，张老也有明确的证候禁忌。比如刚才我们提到的当归，张老在临床非常善用当归，将其广泛用于治疗月经不调、子宫发育不良、盆腔炎症等。

刘桂荣： 古人有"十医九归"之说，但甜瓜苦蒂，物无全美。张老师认为，当归在临床使用时也存在着缺点和不足，例如，当归不宜用于血虚有热者，用时要与生地黄、白薇、丹皮等寒凉之品配伍；因当归兼有润肠之力，故脾胃虚弱、大便溏泄者不可盲投；感染性热性病在高热阶段，禁止给予当归；习惯性流产、先兆流产者，因当归气雄味辛，为了预防走窜之弊，也不宜大量服用。

王欣： 通过刚才的介绍，我们可以看到，张志远先生在中医妇科病证的治疗方面，重视气与血的关系，所提出的"妇科十治"基本涵括了临床妇科的常见治法和常用方药，特别是对于经方、古方的应用，更是得心应手，独具匠心。对于当归的使用，张老更是"知宜知弊"，结合多年临床经验，针对临床容易被忽视的诸多细节问题提出了自己的看法，让我们不禁有茅塞顿开之感。这些经验记录详实，临床非常实用，张老的这种严谨求实、毫不保留的大医情怀，着实令人敬佩。

崩漏治疗经验

王欣： 刚才我们谈到了张志远先生在妇科病证处方用药方面的一些特点。大家都知道，崩漏是中医妇科常见病证之一，张志远先生在临床诊疗中积累了丰富经验。

刘桂荣： 妇科崩漏证，是一种常见的出血性疾患，严重影响着女性的身体健康。崩出不止，能转化为漏；漏下失治，也可大出致崩。崩漏一证，成因复杂。张老认为，临床所见以气虚不摄、血失故道、血热妄行者为多，特别是因于热邪迫血妄行而致的，更属屡见不鲜。

临证治疗血热妄行之崩漏，张老遵照先师的经验，第一，不用炭类药物止血，防其留瘀，且易复发，无调整月经周期之功；第二，除炒槐米外，大都遣用未经炮制的原质生药。常用药物如：田三七、蒲黄、小蓟、紫草、旱莲草、阿胶、生地黄、侧柏叶、丹皮、鸡冠花、赤芍、茜草等。

但最富有心得且效果十分彰著者，则首推地榆、贯众、白头翁。

王欣：我记得张志远先生曾经专门发表过一篇文章，题目叫《三味妙药治崩漏》，说的就是这三味药。

刘桂荣：对。首先介绍一下地榆。

地榆，苦酸涩，性微寒，具有凉血止血、解毒敛疮之效。《日华子本草》载地榆可治疗"月经不止，血崩，产前后诸血疾"，《本草求真》更谓"其性主收敛，既能清降，又能收敛，则清不虑其过泄，涩亦不虑其过滞，实为解热止血药也"，《本草正义》则明确提出"地榆苦寒，为凉血之专剂"。

张志远教授年轻时，曾在仁和堂药店见一林姓医家，运用望闻问切非常娴熟。一天，一位妇女求诊，症见月经提前，潮后不止，已成崩证。林先生认为血热妄行，投芩连四物汤加阿胶，连吃5剂，未见起色。再诊加入生地榆30g，从此再无来诊。究其原因，林先生说，地榆生者凉血，对热邪迫血外溢有特殊疗效，一般用至20~50g，量少则难见功效。炭化固涩之品可当时获利，但易复发。

受这位林姓医家启发，加之临床反复验证，张老在《张志远临证七十年日知录》中明确提出，地榆具有"生用凉血，炭化固涩"的特性。

王欣：张老应用地榆凉血止血，既有古代本草依据，也有临床实践之所得，可谓深有体会。另一味药物贯众，现在统编《中药学》教材多将其归为"清热解毒药"，将其用于治疗崩漏，张老又有什么经验呢？

刘桂荣：贯众，苦微寒，虽然有清热解毒作用，但历代本草多记录其具有止血之功。如《滇南本草》言其可"止血"；《本草纲目》则记载其能

"治下血崩中""大治妇人血气";《本草正义》更进一步提出:"贯众,苦寒沉降之质,故主邪热而能止血,并治血痢下血,甚有捷效。"

张老在其《张志远临证七十年日知录》中明确指出"贯众止崩漏",可以收缩子宫平滑肌,对崩漏证呈现较强的止血作用,应属于"固涩药"。

王欣:记得在《张志远临证七十年医话录》"药笼小品实验录"中,张老对贯众在妇科的应用作了深入的阐释,他认为贯众能"促进子宫收缩,压迫血管窦,令其闭合,治子宫出血,放入对证方剂中15~30g,便可取得止血效果。然而给予子宫内膜增生的患者,仍易复发,若兼入活血祛瘀剂制止增生之品,如山楂、红花、益母草,则收效良好"。

可见,张老对贯众的止血作用甚为推崇,临床使用也颇有心得。

刘桂荣:在这个角药的配伍组合中,还有白头翁。

白头翁,为毛茛科植物白头翁的干燥根,味苦性寒,具有清热解毒、凉血止痢之效,用其治疗热毒痢疾,古今医家皆有验案。

但《本草汇言》强调白头翁可"凉血,消瘀";《本草经疏》更详细分析其特点,认为白头翁"苦能下泄,辛能解散,寒能祛热凉血……(为)散热凉血行瘀之要药"。

王欣:看来张老选择地榆、贯众、白头翁这三味药物组方治疗崩漏,是具有丰富的本草学依据的!

刘桂荣:对!根据以上本草学的记载以及多年丰富的临床经验,张老认为:地榆、贯众、白头翁这三味药物,皆为苦寒之品,具有凉血作用。

但是这三味药物在止血方面又各有所长:地榆味酸,偏于收敛;贯众促进宫缩,侧重清热解毒;白头翁祛瘀生新,兼消积聚。三药相伍,不仅能清热泻火,尚有"涩以固脱"和祛瘀生新相辅相成的特殊功能,临床用治崩漏,药证相符,效果显著。

王欣:最近看到张志远先生的一则医案,说的是:

1958年,张志远先生在山东中医进修学校执教时,曾见一位三十余岁妇女,患崩漏4年,西医诊为功能性子宫出血,经多法医治,时止时发,终未获痊愈。此次血出不止，血随腿流。张老乃给以黄连解毒汤加地榆30g，贯众、白头翁各36g，3剂即止。复诊更方减半，善后用补益冲任药物收功。过了10年，张老与此患者于泰安相遇，患者云已彻底治愈，月经已正常，周期恢复了。

刘桂荣：张老认为，地榆、贯众、白头翁对血热妄行之崩漏证，不仅治标，也可治本，主要是取其凉血作用，使血行"遇寒则凝"、火去"妄出自息"而获得治愈。

王欣：张老在使用这三味药的时候，在用量、用法方面有什么特殊要求吗？

刘桂荣：临床使用本方，用量应根据患者与病情二者具体情况而酌定，一般用15~30g，最大量可用至50g，每日1剂，连服5剂。出血若停，减去1/2量，再服3~5剂以巩固之。而后，则改用四物汤加减为基础，配伍养肝益肾、调理冲任之品，以恢复月经周期。

王欣：张老在临床上就以这三味药物为基础，创制了新药"崩漏丹"。

刘桂荣：是的。张老用地榆、贯众、白头翁与《证治准绳》子芩（生用）丸相配，各等份，水煎浓缩制成片剂，名"崩漏丹"，每次3~5g，日服2~3次，方便患者，甚受欢迎。

另外，张老强调，临床患者必须结合食物疗法，从用药之日起，每天以黑木耳15g佐餐，根据复发次数多少，连吃1~6个月，则更易收到良效。

王欣：值得一提的是，张老将本角药以"三味妙药治崩漏"为题在《新中医》1991年第4期刊登以后，四川省仪陇县中医院周中立读者，给杂志社编辑部写信，评价张老三味妙药治崩漏的特点是"选药独特、剂量超大、炒用变生用"，实为"迅速止血"之良方。这也是基层临床的疗效反馈，也再次印证了张老运用地榆、贯众、白头翁治疗崩漏的临床效验。

（刘桂荣　王欣）

这部书稿尚未完成，就传来张志远先生离世的噩耗，自此中医界失去了一位大师，世界失去了一位98岁的执着医者。

对张志远先生学术经验的了解，是从学习刘桂荣教授近年来陆续发表的相关文章开始的。2017年6月借在线课程制作之机，邀请刘桂荣教授作访谈专家，刘老师欣然应允，并将刚刚出版的《张志远临证七十年精华录》一册赠予给我。我诚惶诚恐，工作之余随即认真仔细地拜读张老的这部新作。自2009年《张志远临证七十年碎金录》出版以来，2013年《医话录》、2016年《日知录》、2017年《精华录》的相继问世，张老看起来更像是在与时间赛跑。他自知年事已高，故利用一切时间、倾尽毕生精力整理临证心得。在这几部姊妹书中，张老如数家珍，娓娓道来，朴实真切，毫不保留地把多年的临床感悟记录下来，分享出去。

张老曾经说过："通过写作，把我的老师、我的父亲、我的朋友这些前辈的经验，通过我把它介绍给社会。我自己可以贡献社会的东西也把它写出来，叫社会认识我是个念书的人，是心向社会的人，而不是搞名利的人。把这些东西能够流传到社会，我也完成任务了，这是我最后的贡献。"

国医之道，道不远人。今天刘桂荣教授跟我们一起分享了张志远先生临床处方用药的经验。无论是国老甘草的临床应用，还是益气复脉汤治疗心动悸、脉结代，以及三味妙药治崩漏，都给我们留下了深刻的印象。

路漫漫其修远兮，吾将上下而求索。传承工作任重而道远。

谨以此篇访谈，缅怀张志远先生。

（王欣）

张志远先生验案

小青龙汤

　　源自《伤寒论》太阳篇，能解表止喘，老朽移植医感冒无汗、咳嗽，收效较好。1956 年诊一阜城老翁，感受风寒，低热无汗，频频咳嗽，白痰稀薄，脉象浮紧。给予小青龙汤：麻黄9g、桂枝 9g、白芍 9g、干姜 9g、五味子 9g、清半夏 9g、细辛3g、甘草 3g。3 剂后，已出小汗，咳嗽减，恶寒解除，尚有喘息现象，痰量仍多，乃加入杏仁 9g 宣通肺气，葶苈子 15g 利水祛饮，诸症逐渐消失。从此，凡遇本病，即以该方授之，均易见功。若一般性咳嗽，如支气管炎、支气管扩张、间质性肺炎，可用《金匮要略》苓甘姜味辛夏仁汤（茯苓 9g、甘草 3g、干姜 9g、五味子 9g、细辛 3g、清半夏 9g、杏仁 9g），效果也佳。

（《张志远临证七十年医话录》，人民卫生出版社，2013：91.）

黄连阿胶汤

　　此汤为《伤寒论》少阴热化津液亏耗，心烦不眠方。对虚热疾患、过度兴奋、神经衰弱夜卧不宁，入睡困难，均可投予。亦可同酸枣仁汤合并应用。老朽秉先师遗教，常加入百合、珍珠母。收功斐然。1982 年医一高校学生，1 年来严重失眠，合眼即梦，心烦意乱，头脑昏沉，记忆力大降，无有精神，已不能听课、读书，由其领导邀余诊之。开了黄连阿胶汤：黄连 9g、阿胶 15g（冲）、白芍 10g、黄芩 9g、鸡子黄 2 枚

（冲），加莲子心6g、合欢皮30g，日用1剂。连吃9天，情况好转，又饮10剂，基本治愈。照方配制水丸1料，每次9g，日3服，以巩固之。现在岭南工作，很有成绩。

（《张志远临证七十年医话录》，人民卫生出版社，2013：100.）

四逆散加味治乳腺小叶增生

老朽临床，遇伤寒，中风邪入少阳，常投小柴胡汤；内、妇科杂病以四逆散加味，则左右逢源。方中主药柴胡，调理少阳，疏肝利胆，解郁散滞，能升降气机，推陈致新，对往来寒热、胸胁苦满，有特殊作用，为辛凉透表、条达令内外火聚发之第一要品。吾取此四逆散代替逍遥散施治精神不畅、气机阻遏多种郁积性疾患，都荐柴胡领军，率兵攻战，获得较好的硕果。所配副职，重点同甘松、木香、郁金、延胡索、佛手、川芎、香附、沉香曲、石菖蒲、川楝子、苏合香结合，芳香醒脾，活血化瘀，开窍化浊，在行气方面十分显著。

1981年诊一乳腺小叶增生患者，双侧乳房胀痛，月经来潮前加剧，有大小不等块状物数枚，牵及胁下，拘紧难忍，恐怕恶变，惶惶不可终日。当时就给予本散加味，计柴胡15g、白芍15g、枳壳10g、甘草10g、三棱10g、莪术10g、桂枝10g、香附10g、木香10g、橘叶20g，每日1剂，分3次服。连饮2周，症状即减；改为丸剂，继吃1个月，增生物消失，且未复发。经验告诉，乳房纤维瘤也可应用。

（《张志远临证七十年精华录·上册》，人民卫生出版社，2017：135.）

痤疮宜用大黄牡丹蒲地二仙汤

老朽师承南派伤寒家衣钵，对颜面所生颗粒型痤疮、白头大粉刺，一般不投连翘、金银花、龙胆草、大青叶、野菊花、山慈菇、蜀羊泉，常开《金匮要略》大黄牡丹汤加蒲、地二仙，突出清热、活血、通利肠道、排出污浊毒邪，与施治肠痈异中有同，称弥勒疗法，皆大欢喜。其中以大黄、牡丹皮泻火凉血为主；蒲公英、紫花地丁解毒为臣；小量元明粉为佐使；冬瓜子润下不属重点，弃而不用，亦有效果。若疗效较差，添入败酱草、山栀子、重楼，能助战成功。

1980 年吾于济南诊一学生，不仅满脸皮豆隆起似小枣，前胸、后背也漫布肿疡，灼热、瘙痒，大便 2 日一行，要求速决，恢复庐山面目。当时就以本方予之，计大黄 6g、牡丹皮 15g、桃仁 10g、冬瓜子 20g、元明粉 3g、蒲公英 30g、紫花地丁 30g，每日 1 剂，水煎，分 3 次用。连饮 1 周，疮头塌陷，肿状缩小，大便转为日行 2 次，症情锐减；嘱咐继续勿辍，先后服 20 余剂，反馈已愈。从此命名"大黄牡丹蒲地二仙汤"。

(《张志远临证七十年精华录·下册》，人民卫生出版社，2017：481.)

心肾交感法治遗精

1992 年 4 月，张老治王某，男，18 岁。患者因倾慕同班一女生，时常阴茎勃起，流出精液，1 年来逐渐加剧，后即使未见该女生亦自遗。他医用补肾固涩之剂治疗数月，未见起色。现头晕目眩，时常失眠，腰膝酸软，舌淡尖红，脉沉细。遂以交感心肾法拟方。药用：金樱子 30g、泽泻 30g、萹蓄 20g、炒枣仁 30g、枸杞子 20g、知母 12g、黄柏 12g、石菖蒲 15g、远志 15g、续断 18g、白术 15g、砂仁 9g，水煎服。4 剂后遗精停止，后配丸药 1 料，以资巩固，再无复发。

(《张志远临证七十年碎金录》，人民卫生出版社，2009：152-153.)

推荐参考资料

[1] 郑国庆. 张志远临证七十年碎金录 [M] 北京：人民卫生出版社，2009.

[2] 张志远. 张志远临证七十年医话录 [M] 北京：人民卫生出版社，2013.

[3] 张志远. 张志远临证七十年日知录 [M] 北京：人民卫生出版社，2016.

［4］张志远. 张志远临证七十年精华录（上，下）［M］. 北京：人民卫生出版社，2017.

［5］张志远. 三味妙药治崩漏［J］. 新中医，1991，（4）：18.

［6］刘桂荣. 张志远成才之路［J］. 中医文献杂志，1996，（3）：39-41.

［7］刘桂荣. 张志远临证用药心得［J］. 中医函授通讯，1997，16（3）：17-18.

［8］王振，刘桂荣. 张志远教授治疗失眠经验［J］. 中医药通报，2015，14（3）：33-34.

［9］王群，郑婧，石昆，等. 张志远教授治疗糖尿病经验［J］. 中国中医药远程教育，2015，13（8）：29-30.

［10］石昆，王群，郑婧，等. 名老中医张志远巧用黄芪经验［J］. 中国民族民间医药，2015，24（18）：44-45.

［11］岳娜，刘桂荣. 张志远先生应用大剂量白术经验［J］. 山东中医杂志，2015，34（11）：877-878.

［12］岳娜，刘桂荣，李明轩. 张志远应用附子经验［J］. 山东中医药大学学报，2015，39（6）：538-539.

［13］王振，王润春，刘桂荣. 张志远治疗慢性胃病经验［J］. 河南中医，2016，36（6）：970-972.

［14］石昆，郑婧，王群. 张志远论治郁证经验［J］. 山东中医杂志，2016，35（9）：815-816.

［15］王振，王润春，刘桂荣. 张志远辨证论治消化系统疾病［J］. 实用中医内科杂志，2016，30（8）：6-7.

［16］王润春，王振，潘琳琳. 张志远治疗妇女更年期综合征经验［J］. 山东中医药大学学报，2016，40（5）：451-452.

［17］潘琳琳，王润春，孙辉，等. 张志远辨治不孕症的临床经验—附验案四则［J］. 辽宁中医杂志，2016，43（11）：2390-2392.

［18］潘琳琳，李振华，周婧，等. 张志远治疗原发性痛经临床经验［J］. 山东中医药大学学报，2017，41（2）：147-149.

［19］郭继臻，刘桂荣. 张志远先生应用白芍药对经验举隅［J］. 四川中医，2017，35（5）：14-16.

［20］潘琳琳，周婧，孙孔云，等. 张志远治疗胃脘痛临床经验［J］. 山东中医杂志，2017，36（7）：582-585.

［21］潘琳琳，周婧，宫千程，等. 张志远标本兼顾治疗哮喘临床经验［J］. 山东中医药大学学报，2017，41（4）：327-329.

虚能引和，静可生悟

——张珍玉先生方药经验访谈

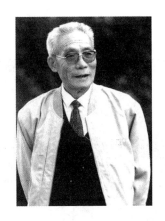

张珍玉先生（1920~2005），别号虚静。山东中医药大学教授，博士生导师。全国著名中医理论家、临床家。

张珍玉先生 1920 年 11 月出生于山东省平度县中医世家，16 岁随父习医。20 世纪 40 年代始独立行医，50 年代成为当地家喻户晓的名医。

1959 年入山东中医学院执教，成为我校中医基础理论学科创始人和奠基者。自 1978 年开始招收硕士学位研究生，1987 年开始招收博士学位研究生，2002 年批准为全国老中医药专家学术经验继承指导老师，开始师带徒。

他治学严谨，多次主持自编教材，参加全国统编教材的撰写。编著、出版高校教材和学术著作 20 多部，发表学术论文百余篇，主持指导完成及获奖多项省部级科研课题。先后荣获"全国优秀教师""中华中医药学会成就奖""山东省科技兴鲁先进工作者""山东省卫生系统先进工作者""山东省有突出贡献的名老中医药专家""山东省名中医药专家"等荣誉称号。

张珍玉先生

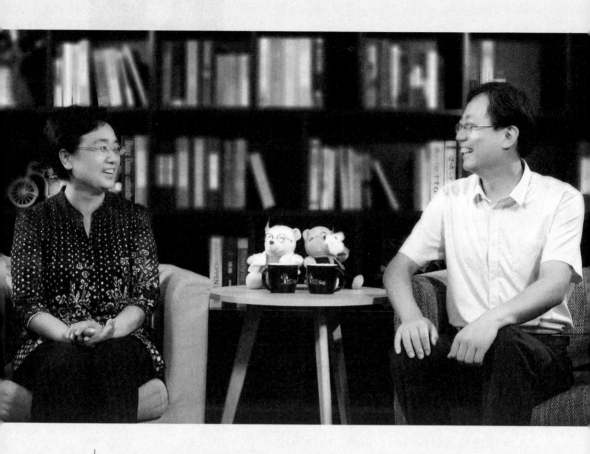

访谈主题：张珍玉先生方药经验
访谈人：魏凤琴 — 刘西建

　　魏凤琴，医学博士，山东中医药大学教授，博士研究生导师，中医基础理论教研室主任。国家教育部及国家中医药管理局中医基础理论重点学科后备学科带头人，中华中医药学会中医基础理论分会秘书长，第三批全国老中医药专家张珍玉学术经验继承人。目前主要从事中医教学、科研与临床工作，主要研究方向为中医治则治法理论及临床应用研究。

治学特点

刘西建：魏老师，您好！张老是全国著名中医理论家、临床家，我校中医基础理论学科奠基人。您师从张珍玉先生，随张老侍诊多年，深得张老真传，能给我们介绍一下您的跟师体会吗？

魏凤琴：大家好！我1997年攻读张珍玉先生的博士研究生，2002年成为张珍玉学术经验继承人。拜师张珍玉先生，是我一生中的幸事。跟师期间，我聆听张老教诲，目睹疏方，受益良多。恩师不仅有博大精深的专业知识、科学严谨的治学态度，而且具有高尚的人格魅力。虽然恩师已仙逝多年，但他的音容笑貌时时浮现在我脑海里，他的谆谆教诲刻刻回响在我耳边，记忆从未尘封，往事历历在目。张老的言传身教使我受益终生。

刘西建：古今中医大家都有自己做学问和处事的感悟，张珍玉先生是不是也是这样？

魏凤琴：是的。张珍玉先生的座右铭是"名誉不争，学术不让""虚能引和，静可生悟"。这是张老研读《素问·脉要精微论》"持脉有道，虚静为宝"的感悟，更是先生做人及治学精神的写照。这句话有两层含义：一是做人，人要谦虚才能与大家和睦共处，在静定的状态下感悟人生；二是做学问，只有虚心才能兼收并蓄，融合古今各流派的学术为一体，只有在虚静不浮躁的状态下才能体悟到中医学的真谛。

刘西建：据我所知，张珍玉先生是中医世家，学术造诣深厚，在学术上张老特别重视中医理论研究。

魏凤琴：是的。张老的一生一直工作在临床第一线，对理论的重要性有更深刻的体悟。张老强调：中医理论体系包括理、法、方、药四部分，其中"理"是基础，指导立法、处方和用药，没有"理"的指导，立法、处方和用药就失去了灵魂。

刘西建： 魏老师，请您给我们简单介绍一下，张珍玉先生临床的主要学术思想或者学术主张。

魏凤琴： 概括来讲，张老的学术思想有以下几个方面的内容。

（1）经典是中医理论的源头活水。

（2）传统"补土派"理论需要深化完善。

（3）中医临床以脏腑辨证为核心，主要体现在：①诸病皆可从肝治；②治咳之要在宣降；③脾胃分治论等方面。

读经典，做临床，培养中医思维

刘西建： 张老特别重视中医经典理论的研究，他曾经说过：中医学之所以富有生命力，在于它理想的临床疗效，而好的疗效源于中医理论的指导。我们怎样去理解？

魏凤琴： 张老强调中医之理源于经典，经典是中医理论的源头活水，要夯实中医理论根基，必须从深入研究中医经典著作入手。

刘西建： 张老学习中医源于家传，他是怎样学习中医经典的？在中医经典研究方面有哪些代表性的成果？

魏凤琴： 张老自幼随父习医，即熟读、背诵经典著作，精妙之处烂熟于心，颇有体会。张老从医数十载，20世纪50年代始从事《黄帝内经》《难经》《伤寒杂病论》等经典的教学，从未放松对中医经典的学习和研究。及至晚年，先生虽已成中医名家、临床上工，对经典名家著述仍手不释卷。我们经常见到张老把《黄帝内经》《难经》等置于桌案床头，潜心研究，并将读书心得一一记下，以示后学，这令我们非常感动。

刘西建：张老这种对中医经典孜孜以求的精神非常值得我们这些后辈晚学尊敬和学习。

魏凤琴：是的。张老积多年研究《黄帝内经》等经典理论的成果，分别于20世纪60年代独著出版了《黄帝内经摘要语释》，主编出版了《灵枢经语释》；80年代独著出版了《内难经通论》，并在《山东中医学院学报》上连载发表了"读《内经》札记（一）~（八）""简论《金匮要略》"等论文。这些著作和文章集中代表了张老在中医经典理论领域的学术成果，对现代中医理论的研究产生了深远影响。

刘西建：魏老师，张老对于学习、研究中医经典有什么建议？

魏凤琴：张老对经典著作的研究，提倡"学以致用""古为今用"的研究思路，反对为经典而经典、为文献而文献的研究方法，将经典理论验之于临床，从实践中找答案，真正体现了读经典、做临床的思想理念。

刘西建：魏老师，您能不能给我们举几个例子？

魏凤琴：张老根据《灵枢·经脉》"皮肤坚而毛发长"、《素问·痿论》"肺主身之皮毛"、《难经·十四难》"损其肺者，益其气"等经典医理，于20世纪90年代明确提出"脱发治肺"的新观点，自创"黄芪益气汤"一方为主加减，治疗脱发，疗效甚佳。这一"脱发治肺"新观点，正是张珍玉先生研经典、做临床的具体体现。

刘西建：魏老师，您能否为我们解释一下张老的这个经验方的组方思路？

魏凤琴：张老自拟的这首方由生黄芪、党参、当归、炒白芍、炒白术、桂枝、桔梗、茯苓、炙甘草组成。

张老认为营卫气血具有表里关系，在表为营卫，在里称气血。方中生黄芪为君药，补益脾肺之气，入肺补气，走表固脱；党参、炒白术、茯苓、炙甘草健脾益气，助黄芪补气之力。当归、炒白芍、桂枝养血和血，以使营卫气血调和。又因脱发病位在上，加桔梗载药上行。诸药相合，益气固脱，治疗气虚脱发，疗效显著。头油多者，中医认为湿邪偏盛，故加羌活祛表湿、姜半夏祛里湿。

刘西建：听了您对张老这首方的解析，真正让我们体会到中医大家严谨的组方思路。也深刻体会到：研经典、做临床，既是前辈们的名医之路，也是我们中医学子成长的不二法门。

魏凤琴：张老以经典理论指导临床，效如桴鼓的验案还有很多。如张老以《黄帝内经》的《素问·咳论》中"五脏六腑皆令人咳，非独肺也"之医理，指导临床治一50多岁女性患者，至冬发咳则尿出，已3年，以补中益气汤加减，咳尿皆愈。又如，受《灵枢·口问》"中气不足，溲便为之变"和《灵枢·终始》"少气者……可将以甘药，不可饮以至剂"理论的启发，以健脾益气法，用四君子汤加味治愈小儿尿频案；以《灵枢·本神》"心气虚则悲，实则笑不休……"理论指导治疗一喜笑不休患者，以泻心汤加味，3剂而愈。

刘西建：张老这些源于经典理论指导临床的验案真是让我们有茅塞顿开的感觉。魏老师，目前临床上很多患者都是拿着一些检查结果来看中医，遇到这样的情况，张老怎么处理？

魏凤琴：这个问题问得很好。对于这种情况，张老的观点是：将检查结果纳入中医思维模式中，为我所用。如先生遇到一高血压患者，查体血压高，仅舒张压高，无明显临床体征。先生从阴阳角度分析，收缩压属阳，舒张压属阴。阴中复有阴阳，舒张压高说明是阴虚为主，从滋阴入手，以六味地黄汤加减治疗而愈。

再如，先生治疗一检查结果为第三脑室水肿患者，未拘泥于西医定位的脑，而是从患者颠顶胀痛、头晕入手，以《灵枢·经脉》"肝足厥阴之脉……与督脉会于颠"、《素问·至真要大论》"诸风掉眩，皆属于肝"的经典理论指导，辨证为肝气逆而化风，从肝论治，以柴胡疏肝散加减取得了理想的效果。这样的例子还有很多，就不一一列举了。

刘西建：魏老师，除了强调中医经典的学习，张老对如何学好中医还有别的建议吗？

魏凤琴：有的。张老还强调：中医思维方法是能否学好中医的至圣法宝。张老重视培养中医思维，体现在中医理、法、方、药诸方面。例如，张老临床治疗一疟疾患者，辨证为脾气虚证，以四君子汤加减而治愈。对此，张老结合《黄帝内经》中《素问》的"疟论"和"刺疟"等篇都提到用针刺可以治疗疟疾的理论，提出针刺治疗疟疾是针尖杀死了疟原虫吗？非也。此"杀虫"非彼"杀虫"也。中医"杀虫"，是通过药物或针刺改变了人体的内在状态，没有了"虫"之生存状态，自然也就"杀死了"。

刘西建：魏老师，您能向我们介绍几个张老运用中医思维来认识方药的实例吗？

魏凤琴：好的。我记得张老曾经考我们一个问题，《伤寒论》中活血化瘀方，如抵当汤、抵当丸、桃仁承气汤等，为什么不用红花？

刘西建：是啊，红花是最常用的活血化瘀药物之一，难道是效果不好吗？

魏凤琴：这就是如何用中医思维方法认识药物的问题。中医理论强调"近乎天者亲乎上，近乎地者亲乎下"，一般而言，花、叶、子有向上、向外生长之性，治上焦病；而根有下行、内收的趋向，多用治下焦病。红花是"花"，那么这味药是善于治疗上焦病，还是下焦病？

刘西建：花在上，有上行之功，应该是善于治疗上焦病。

魏凤琴：对，这就是中医认识中药的思路。上述几首方剂所治瘀血在下焦，故不用红花。后世的生化汤、少腹逐瘀汤等亦不配伍红花，也是这样的用药思路。

张老强调：只有以中医学的思维方式，在中医理论指导下，去分析和认识药物才叫中药。虽然在处方中写的是中药名，但如果不是在中医理论指导下开的方，而是在现代药理指导下应用的，那就不能称其为中药方。

刘西建：魏老师，您刚才说的是张老关于中药升降之性的临证应用，除此之外，还有什么用药经验？

魏凤琴：四物汤这首方大家都很熟悉。张老认为，本方的配伍之巧妙正是阴阳动静结合整体观的体现。大自然有春夏秋冬，万物有生长收藏，春夏为阳，主生长，秋冬为阴，司闭藏，阴静阳动，无动则无以静，无静亦无以动，动中有静，静中有动。四物汤中，川芎为春，当归为夏，二者主动；白芍属秋，熟地系冬，二者主静。动静配合，所养之血，才是有生机的活血。

刘西建：张珍玉先生和许多中医大家一样，注重"读经典，做临床"。但先生更强调"理"是"法"的灵魂，即基础理论对立法处方和用药具有指导作用，以中医思维指导实践，实践升华理论。

治咳之要在宣降

刘西建：咳嗽是呼吸科门诊常见病、多发病，外感、内伤诸多原因均可引起。其发病机制也是复杂多端，古人有"六气皆令人咳""五脏六腑皆令人咳"之说，有时候治疗起来还是很棘手的。

魏凤琴：肺主气司呼吸，主宣发肃降，调理全身气机的升降出入。治疗肺病，实际上就是要调理肺的宣发和肃降功能。但是宣发和肃降二者是什么关系，如何调节二者使之平衡？对于肺宣发与肃降的关系，张老总结多年临床实践经验提出：肺之宣发，宣中有降；肺之肃降，降中有宣的辩证观点。

刘西建：宣中有降，降中有宣？在《中医基础理论》这门课程的学习中，我们已经了解了"肺主气司呼吸""肺主宣发和肃降"等理论，为什么张老还再次强调"宣降"呢？

魏凤琴：这是张老在深研《黄帝内经》及历代医家有关咳嗽及肺藏象

理论基础上提出来的。张老认为,《灵枢·决气》所载"上焦开发,宣五谷味,熏肤,充身,泽毛,若雾露之溉"之论,体现了肺宣中有降之理;《素问·经脉别论》"脾气散精,上归于肺,通调水道,下输膀胱,水精四布,五精并行"之言,说明了肺降中寓宣之机。宣降正常,则气机通畅。因此,不论什么原因,一旦影响到肺之宣降,气机壅滞,外不能宣,内不能降,则生咳嗽。

刘西建: 张老在临床上怎样具体应用这一理论指导组方遣药呢?

魏凤琴: 张老强调,《素问·咳论》中有"五脏六腑皆令人咳,非独肺也"之医理。可见,咳嗽可由其他脏腑病变引起,但咳嗽病位在肺,其直接病机是肺失宣降所致。失宣多由外邪所闭,不降常因内伤劳倦所为。在组方遣药上,对宣与降的侧重,从三个方面考虑:首先应注意宣降药味的比例;其次注意宣降药物剂量的比例;再次,因脾胃是气机升降的枢纽,还需根据肺失宣降的程度,酌配升降药对,作为参以调理气机的动药。

刘西建: 咳嗽据其病因,可分外感与内伤两类,二者治法有什么不同?

魏凤琴: 张老认为:外感重在宣发,佐以肃降;内伤重在肃降,佐以宣发。宣与降的侧重,根据辨证结果灵活处理。例如,对于内伤咳嗽,张老认为多由痰湿阻肺、肝火犯肺、肺阴亏虚、肾水上泛等引起。"肺为贮痰之器",肺的肃降功能失常,气机不降上逆而咳。治疗内伤咳嗽,张老立足"降"字,多采用清热、养阴、化痰止咳等法。临证常以二陈汤、三子养亲汤、沙参麦冬汤、清肺化痰汤等加减。

刘西建: 外感咳嗽应该以祛邪为主吧?

魏凤琴: 是的。但是,怎么祛邪?必须从肺的宣降考虑。张老提出,外感邪气,不管属寒、属热,多影响肺的宣发功能,肺气失宣,郁闭于内,即发为咳嗽。故治疗外感咳嗽重在宣,一是以宣驱散外邪,二是借宣助肺恢复宣发功能。因此,外感咳嗽不管久暂,多突出"宣"字。

刘西建：除了突出"宣"，治疗外感咳嗽还需要注意什么？

魏凤琴：张老认为，外感咳嗽为六淫之邪从口鼻或皮毛而入，侵袭肺系，或因吸入烟尘、异味气体，使肺气被郁，肺失宣降而致。治法上，当以祛邪为主，而肺为脏腑之华盖，位高居膈上，故施药当以轻扬，药力易达病所，即"治上焦如羽，非轻不举"之意。张老在深入研究外感咳嗽机制的基础上，结合自己的临床实践经验，提出：随着时代的变迁、气候的变化，以及人们饮食条件、生活条件的改善，当今人们多体质壮实，阳盛有余，故外感风寒，多从热化。

刘西建：魏老师，据我所知，张老有一首治疗外感咳嗽的验方，叫桑薄清宣汤，这首方有什么特点？

魏凤琴：依据中医学辨证求因的原则，张老认为目前临床外感咳嗽多属风热咳嗽，自拟桑薄清宣汤。这首方的基本药物组成：桑叶、薄荷、牛蒡子、板蓝根、蝉衣、桔梗、炒枳壳、紫菀、川贝、甘草。功效是疏风清热，宣肺止咳。方中以桑叶、薄荷、蝉衣疏风清肺、宣散风热为主药；桔梗宣肺止咳，炒枳壳降肺下气，两者相配，宣中有降，共同调理气机升降，以复肺之宣降之职；配伍板蓝根、牛蒡子清热利咽；紫菀、川贝润肺化痰止咳共为辅药；甘草调和诸药。诸药合用，共奏疏风清热、宣肺止咳之功。这是基本方，当然，在临床实际中还需要根据患者的具体情况，加减处理。

刘西建：魏老师，能介绍一下张老临证加减本方的情况吗？

魏凤琴：张老临证，在基本方的基础上，鼻流清涕者，去蝉衣加芥穗；痰多、色白、质黏者，加陈皮、前胡；痰多、色白、质稀易咳者，加炒白术、茯苓、陈皮；痰多、色黄白相兼、质黏难咳，伴咽痒者，加青果、麦冬；痰黄、质稠者，加青竹茹、炒栀子；干咳痰少或无痰者，加沙参、麦冬等。

刘西建：用张老这个经验方治疗咳嗽，还有其他注意事项吗？

魏凤琴： 先生临证强调因人而宜。因为婴幼儿病情变化快，为防药物致病，张老临证对于用量要求非常严格。婴幼儿 1 岁以内，要求每次服药 15~20ml，每天 3 次；1 岁以上、2 岁以内的小儿，则每次服药 30ml 左右，每天 2 次。

煎药方法为：先用凉水泡药半小时，水量以漫过药面为度，一煎，武火烧沸，文火煎 10 分钟；二煎武火烧沸，文火煎 7~8 分钟为宜，两煎药汁相合服用，日 2~3 次。

刘西建： 张老尊《黄帝内经》之旨，抓住咳嗽主要病机，提出"外感重在宣发，佐以肃降；内伤重在肃降，佐以宣发"之治咳大法。通过调整药味、药量的比例，动静结合，升降并行，补泻兼施，动态调节肺气宣降。张老的识见，值得我们后学者奉为圭臬。

脾胃分治论

刘西建： 脾胃学说中，最有代表性的当属金元四大家中李杲"补土派"的学术思想。李杲提出了"内伤脾胃，百病由生"的观点，张老的"脾胃分治论"与此有什么关系？

魏凤琴： 张老继承传统"补土派"理论的精髓，而且注重发展创新。张老在继承《黄帝内经》及李杲《脾胃论》等脾胃理论的基础上，结合自己几十年调治脾胃病证的丰富临床经验，提出了深化和完善传统"补土派"理论的学术思想。

刘西建： 也就是说，张老认为李杲的补土理论还不够完善？

魏凤琴： 是的。张老认为传统"补土派"理论，对脏腑间相互影响的认识，重视了脾胃和肺、肾的关系，而对脾胃和心、肝的相互影响则略而不详，需要进一步细化。除此之外，传统"补土派"脾胃气机升降理论方面，重视脾的生长与升发，而忽略胃气降浊理论，所以张老提出了要深化和完善传统"补土派"学术思想，创新性地提出了中医"大脾胃"概念。

刘西建："大脾胃"概念？是强调脾胃是后天之本这一理念吗？

魏凤琴：是的。人体固有的抗病、愈病能力，是脏腑气血功能活动的综合体现，它源于先天，养于后天，脾胃化生的水谷精微是其发挥作用的物质基础；药食入口，依赖脾胃纳化输转，升降斡旋，上至心肺，下达肝肾。一旦脾胃受损，不仅化源不足，抗病、愈病能力低下，而且中土闭塞，药物难达病所，所以古人有"胃气一败，百药难使"之箴言。故此，张老创造性地将脾胃学说运用于内、外、妇、儿各科临床，强调无论外感、内伤当处处顾护脾胃。

刘西建：在遣药组方上怎样才能体现"大脾胃"？

魏凤琴：在治疗内伤疾病方面，张老在辨证论治的基础上，每方必用砂仁，目的是醒脾和中，温运脾阳，使升降枢机运转自如，达药于病所。又例如，内伤病多见虚证或虚实夹杂之证，无论病在何脏，补虚不可忽视中焦化源。张老临证，养心多以当归、丹参、远志等合人参、茯苓；益肾，常用六味地黄配人参、白术；补肺，更是依据土生金而立方；至于肝病，多见木亢乘土或木不疏土，治疗以疏肝理气与健脾和胃并投。

刘西建：您刚才提到李杲"脾胃论"另外一个不足是重视脾之升发，而忽略胃气降浊，张老是如何进行深化和发展的呢？

魏凤琴：张老结合清代名医叶天士的学术思想，提出了"脾胃分治"，创"养胃阴法"，以弥补李杲升脾有余而降胃不足之缺憾。如对于外感，张老认为：今人体质偏阳热，外感以风热居多，治宜清宣、清解，但热邪最易伤阴，故热甚可加芦根以清热生津、保护胃阴；若口渴、便干、舌红绛，当合生地、知母清热滋阴以保胃气；热病后期，余热不退，可仿竹叶石膏汤，清补气津，和胃护中。对于脾胃素弱，反复感邪者，应于表邪已解之际，用人参或白术和中补虚，增强体质。

刘西建：脾胃是气机升降枢纽，脾胃升降失常，是脾胃病理的重要方面，张老对此有什么见解？

魏凤琴： 张老深入研究《素问·六微旨大论》"升降出入，无器不有"和《素问·举痛论》"百病生于气"的理论，结合临床实际，重视气的研究，特别是对气机升降理论做了全面阐述，提出"气机升降，无处不在；升降失常，多病共具"的新观点，并从气机升降角度对脾胃理论进行了深入的阐述，发展了传统的脾胃理论。提出：脾胃升降失常可以引起上、中、下三焦及其所络属脏腑的各种病证。因此，生理上，脾胃气机升降相因，两者不能偏执；病理上，气机升降失常，两者不能偏颇。脾升和胃降相辅相成，是一对矛盾的两个方面。脾病主要表现为脾气不升，致有"清气在下，则生飧泄"之患；胃病主要表现为胃气不降，则有"浊气在上，则生䐜胀"之忧。

刘西建： 张老治疗脾胃病有哪些用药经验呢？

魏凤琴： 张老辨治脾胃病证的经验是：治脾病以升为主，常用辛、甘、温之剂以助其升举之性，常用方剂如四君子汤、补中益气汤等，擅用药物如人参、黄芪、白术、砂仁、甘草、柴胡等以健脾助升，亦同时配伍降胃之品，如陈皮、枳壳之类；治胃以降为顺，常用辛、苦、通降之剂以顺其降，常用方剂如枳实导滞丸、承气汤之类化裁，擅用药物如苍术、陈皮、厚朴、枳壳，亦同时配伍健脾升清之药，如人参、白术等。

需要说明的是，在临床上，张老有时也有胃病反治脾用升药，脾病反治胃用降药的情况。对此，张老说："治脾亦是治胃，治胃亦是治脾。"但这并不是说治脾治胃不分，而是因脾病影响到胃之降浊时升脾可降胃，胃病影响到脾之升清时降胃可升脾。

刘西建： 脾胃为后天之本、气血生化之源，其生理特点为我们所熟知，但二者病理特点的区别常被很多医生忽略。张老继承前贤著述，结合自己的临床经验，丰富、发展和完善了传统的脾胃理论。张老提出的"大脾胃"理念，对临床治疗脾胃病有着重要指导意义。

诸病皆可从肝治

刘西建：据我所知，张老关于"肝失疏泄"包括"肝气逆"与"肝气郁"两证的学术思想已经写进了规划教材。

魏凤琴：是的。说明张老这个理论得到了中医界同仁的认可，这也是张老强调理论指导临床、重视脏腑辨证的学术成果。

刘西建：脏腑辨证体系中，张老为什么强调肝病辨证？

魏凤琴：张老的观点是：当今社会，由于激烈竞争、生活节奏加快，人们精神紧张、心理障碍以及人际关系不和等因素而罹患的临床病证日渐增多。张老敏锐地观察到了这一临床现状，并于20世纪80年代始深入研究了中医内伤情志致病理论和肝主疏泄、调畅情志的肝藏象理论，结合大量的临床实践提出"诸病皆可从肝治"的理论，重视肝病辨证，突出肝失疏泄病机。

刘西建：肝的疏泄功能，协调着气血的正常运行。肝的疏泄功能正常，气血才能和调。

魏凤琴：是的。要深刻体会张老的这一学术思想，首先我们需要了解气在人体内的正常运行需要具备的两个条件：一是气运行的道路要畅通无阻，即具有"通"的特性；二是气的升降出入之间要协调，即具有"调"的特性。既通畅，又协调。而肝的疏泄功能是指肝气具有疏通、畅达全身气机的作用。

刘西建：脏腑之气是一身之气在不同脏腑的分布，任何脏腑之气，均有升降出入的运动性。为什么只有肝藏象的生理功能具有疏泄全身气机的作用呢？

魏凤琴：这个问题问得好。因为肝为刚脏，主升，主动，即说明任何脏腑之气虽然都有运动之性，但肝气的运动性最强，故肝气对其他脏腑乃至全身之气均有调畅作用。

刘西建：为什么肝气的运动性最强呢？

魏凤琴：张老强调：因为人与自然界相通应，肝主春，自然界春天体现了万物之始之生的规律，即自然界春天万物生机最强，取象类比，人体之春天，即肝气，肝气与其他脏腑之气相比亦体现了生机最强的特性。一年之计在于春，春生旺盛，才能促进夏长、秋收和冬藏，所以肝气对其他脏腑之气具有调节和推动作用。

刘西建：

魏老师，是不是可以这样说，张老是从气机角度深化了肝主疏泄理论？

魏凤琴：不错。我们只有理解了肝气在生理状态下的特点，才能更好地把握肝气失常的病理机制。肝主疏泄，意味着肝气既通畅又协调。肝失疏泄，包括肝气失调与失畅两方面。结合肝气主升主动的生理特点，疏泄太过，以肝气失常基础上的上升太过为主；疏泄不及，以肝气失畅为主，气机升降出入失调的方向性表现不明显。调理肝失疏泄，就应有"疏肝"和"舒肝"之分。前一个"疏"是疏通的疏，第二个"舒"是舒服的舒。

刘西建："疏肝"和"舒肝"，同音不同字，我相信我们中的大多数搞不清楚二者的区别，甚至认为差别不大。

魏凤琴：这两者的区别在于：前一个疏肝，适用于肝气疏泄太过，其意有二：一是疏者，疏其正道也，犹如大禹治水，不能因为水之太过而废疏通之法，疏肝就是疏畅肝气，以复肝气疏通畅达之性；二是疏气者，降气也，正如王绵之教授所言："肝主升，不等于它没有降，疏气就是下行。"后一个舒肝，适用于疏泄不及之肝气郁结。舒者，畅其郁结也，肝气郁结不得散越，治疗以舒肝解郁。所以二者是有本质区别的。张老提出：肝失疏泄的表现虽然复杂多变，但不外乎太过与不及两方面，即疏泄太过与疏泄不及。疏泄太过者，名曰肝气逆，以气病为主；疏泄不及者，名曰肝气郁，郁在血分。肝气逆与肝气郁，有阴阳动静之别，不可混淆。

刘西建： 张老是如何把上述理论具体应用到组方中的呢？

魏凤琴： 对于肝气逆者，张老用柴胡疏肝散化裁。方中柴胡、香附主要是着眼于调肝之气机的畅达，而川芎、白芍、枳壳、陈皮则突出了调升降，且以降为主，体现了在疏散肝气基础上降肝气。特别是白芍，味苦酸，性微寒，苦降，酸敛，既能敛降肝气，又能敛阴和血，柔肝缓急，与肝失疏泄太过最为得宜。

张老强调：调肝气之疏泄太过，主要把握好降气与疏散的主次，以降气为主，疏散为次。因肝性喜条达而恶抑郁，若一味降肝气，则遏其条达之性，气逆转为气郁；同时，肝为刚脏，一味降肝气，反会激其反动之力，加重肝气冲逆。

刘西建： 对肝气郁证，张老常用什么方化裁呢？

魏凤琴： 对于肝气郁者，张老用逍遥散化裁。方中柴胡疏肝解郁，加薄荷少许以增其疏散条达之功。肝郁易及血分，导致血行不畅，同时考虑到肝"体阴用阳"，疏肝解郁之品辛散过用易伤动肝血，肝郁化热亦伤血，在组方配伍时，应注意结合养血活血柔肝之品，故臣以当归、白芍补血和血柔肝，既防伤阴血，又能解血分之郁。茯苓、白术、甘草健脾益气，以达土中泻木之义。

刘西建： 魏老师，张老在临床上运用"从肝论治诸病"理念，尤其擅长治疗哪些病证呢？

魏凤琴： 张老临床擅长从肝论治的病证主要有：经前期综合征、胃痛、头痛、痛经、子宫肌瘤、前列腺炎、遗精等，疗效显著。

如张老治疗一遗精患者，辨证属肝郁化火、火扰精室，治以疏肝解郁为主，佐以清心泻火，方选逍遥散合三才封髓丹化裁，12剂病告痊愈。在张老肝失疏泄理论指导下，成功研发的治疗经前期综合征肝气逆证新药"经前平颗粒"和治疗肝气郁证的新药"经前舒颗粒"，为众多女性患者解除了病痛。

刘西建： 张珍玉先生结合大量的临床实践，在中医内伤情志致病理论、肝主疏泄调畅情志的肝藏象领域所取得的成就，为中医界同仁普遍接受并写入教材。并由此提出肝失疏泄有太过不及之分，在气在血之异，阴阳动静之别，以柴胡疏肝散化裁和逍遥散化裁治疗，显示出张老精深的中医基础理论功底。

不传之秘在药量

刘西建：魏老师，中医界有"不传之秘在药量"之说，对此张老是怎么认识的？

魏凤琴：张老认为：中药治病之理在于利用药物的性味、归经、升降浮沉等特性，调动人体自身的调和能力，从整体上补偏救弊，从而达到扶正祛邪之目的。这与西药利用一定剂量的化学成分进行拮抗的治疗思路截然不同。所以，运用中药，首先考虑的不是单味药物的剂量，而是如何通过药物之间的配伍，最大限度地发挥其调节人体的作用，所以中药的疗效主要取决于合理的配伍。因此，张老主张一是药量适宜，二是重在配伍。

刘西建：张老临证处方的药物剂量一般是多少？

魏凤琴：张老临证处方，一般成人用量在6~9g；矿石、介类、质地坚硬者，如生龙骨、生牡蛎等，可用至12g；轻清质松、气味淡薄者，如夜交藤、银花等，也可用12g左右；黄芪可用至25g。儿童用量减1/2~1/3。

刘西建：我们已经了解张老对单味药用药剂量的特点，魏老师，张老在临证处方配伍中是怎么考虑用药剂量的？

魏凤琴：对于配伍中的药物用量，张老的观点是：中药配伍用量关键在于药物之间的比例，并非药量越大，疗效越好。用量过大，一则造成不必要的浪费，增加患者负担；二则药过病所，易伤正气，不能治病反添病。因此，把握药量的合适比例是保证疗效的重要一环。

刘西建：也就是说方中药量不仅是指每一味药的药量，还要关注不同药物之间的用量比例，怪不得药量是不传之秘。

魏凤琴：张老在药物配伍方面的经验。如柴胡与白芍配伍比例为6g：9g，人参与白术为10g：9g，桑叶、薄荷、牛蒡子为9g：6g：6g，等等。此外，利用药量比例的变化还可改变处方的主要作用，如桔梗与枳壳，咳喘必用，若以6g：4g或5g，则重在调节气机升降，以上浮宣肺为主；而6g：6g，则重在调和痰液，使之易出。

刘西建：魏老师，张老以经方派著称，在遣方选药方面，张老有哪些特点？

魏凤琴：张老认为：中医治病的优势，在于辨证论治，治病求本，只有准确辨证，才能抓住疾病的本质，做到"处方简练，主攻明确"。如果辨证不明，理法不清，仅仅对症治疗，用药必然杂乱。所以张老在临证处方时，能用一味药解决问题，便不用两味，尽量发挥每味药的多重功效。如汗证用五味子，既能补心敛汗，又能益气养阴；慢性腹泻用沉香，既能行气去滞，又可暖肾温阳。一举两得，标本兼顾。

刘西建：很多中医大家，在临床处方中都善用药对，张老常用的药对有哪些？

魏凤琴：张珍玉先生临证常用对药有：

寒热组合，如黄连与干姜（或炮姜）治寒热不调之腹泻；黄连与木香治下利腹痛，里急后重。

燥润组合，如陈皮与麦冬治咳喘痰多难咯；苍术与玄参治消渴皮肤瘙痒。

升降组合，如桔梗与枳壳治疗咳喘；菊花与生龟甲治疗肾虚肝逆之眩晕。

收散组合，如白芍与柴胡治疗肝胆、脾胃病变；五味子与干姜治疗久病咳喘，痰涎稀薄者。

涩通组合，如五味子与木香治疗久泻腹痛；芡实与泽泻治疗久病虚淋。

补泻组合，如白术与枳壳治疗中虚脘痞；黄芪与木防己治疗风湿痹证。

刘西建：魏老师，我听说张老临证处方一般只开3~5剂，和现在很多医生一次开出十几剂甚至几十剂有天壤之别，张老是怎么考虑的呢？

魏凤琴：这是张老动态用药思想的体现。张老认为：首先，医生应当及时了解患者服药后的反应，对治疗效果及病情变化心中有数，特别是门诊患者尤为如此，一次开出十几剂甚至几十剂药，而对服药效果不管不问，是对患者不负责任。

其次，疾病是复杂多变的，中医辨证论治的真谛，是针对疾病的动态变化而用药。更何况"是药三分毒"。药物虽能治病，但用之不当亦可导致疾病，犹"水能载舟，亦能覆舟"。对于易伤正气的药物，必须把握好用药时机，见效即止，以防用之太过致邪伤正。如菖蒲、佛手等辛香温燥，易耗气伤阴，不可久用；车前子利尿通淋，久用易伤气津，必须及时调整。

同时，张老特别强调：根据中医治疗原理，药物只是治病的手段而已，其疗效的取得，最终还要依赖机体固有的抗病、愈病能力，从用药到病愈，人体的自我调控功能是不可或缺的。因此，适当地停药休整，调养将息，对患者的功能恢复有益而无害。

刘西建：张老临床强调配伍，动态用药，善用小方以四两拨千斤之巧调人体气血阴阳平衡。先生毫不藏私地将几十年临床应用药对的经验公之于众，高尚医德让人肃然起敬。

（魏凤琴　刘西建）

虚能引和，静可生悟。无论是张老"读经典，做临床"的验案，还是对补土派理论的深化，以及治咳之要在宣降、脾胃分治论和诸病皆可从肝治的学术思想、临证处方用药经验，都给我们留下了深刻的印象。

在访谈以前，我对张珍玉先生的学术思想和临证处方经验就有一定的了解，这是因为张老的很多学术思想已经被广大中医界同仁认可，并且写入了中医药高等教育规划教材。但通过对魏凤琴教授的专访，深刻体会到张老学术思想远远不止这些，其中我印象最深的莫过于张老对中医现代化的理解和认识。张老思想开放、包容，他既坚持传统的中医理论研究，重视中医研究的思路，同时对于多学科研究中医的现状，有着自己独到见解。

张珍玉先生强调：中医药学的现代研究应当结合现代先进的科学理论，如系统论、信息论、控制论、超循环理论、模糊数学等，来阐明中医学基本理论，使之进一步适应新时代的需要，更好地为广大民众服务。但同时不能抛开中医临床，孤立地以西医学为标准，处处以新技术、新指标、新方法为借口来研究中医药，其结果则会将系统的中医基础理论弄得支离破碎，使之脱离了与中医临床的血肉联系，从而难以指导中医临床。

张老的这些观点，充分显示了中医大家的博大胸怀和与时俱进的中医发展思维，让我不禁生出高山仰止之感。

（刘西建）

张珍玉先生验案

黄芪益气汤治疗脱发

患者，张某，女，42岁，自述头发全脱已5年余，开始梳头则脱，初不介意，至脱发稀疏露头皮始四处求医，治疗无效，渐至全脱。来诊时天气炎热仍戴帽子，帽沿四周装以假发。细询之，素日懒动，动则气短，易汗出，舌脉如常。观前医所处之方，皆以养血补肾为治，汤丸并用，但均无效。

先生予自拟黄芪益气汤：生黄芪20g，党参15g，当归9g，炒白芍9g，炒白术9g，桂枝6g，桔梗6g，茯苓9g，炙甘草3g。水煎分2次服。

服20剂，头部已见细微黄发生出，知药已中的，效不更方，继服10余剂，开始生黑发且粗壮，嘱患者将原方加倍量配丸剂服之，以图后效。3个月后黑发全生，一如常人。

（《张珍玉学术经验辑要》，山东科技出版社，2001：87-88）

疏肝理气法治疗头痛

孙某某，男，56岁，1999年3月19日初诊，头胀痛反复发作10余年，时伴头晕，闭目则舒，甚则伴恶心欲呕，纳呆食少，体倦乏力，时烧心，泛酸，睡眠易醒，舌红苔白厚腻，脉弦细。此为肝逆头痛，治以疏肝理气为主。

处方：生白芍9g，柴胡6g，川芎9g，枳壳6g，人参10g，炒白术 9g，香附 9g，生龙骨 12g，生牡蛎 12g，姜半夏 6g，天麻 9g，砂仁 9g，甘草 3g。水煎服 3 剂。

3 月 23 日复诊头胀痛大减，诸症亦有缓解，上方去姜半夏，加郁金 6g、生龟甲 12g，水煎服。6 剂诸症痊愈。

（《张珍玉学术经验辑要》，山东科技出版社，2001：96-97）

外感咳嗽

患者，女，36 岁，2004 年 10 月 9 日初诊。咳嗽反复发作 10 余日。现咳嗽有痰，痰色白，质黏难咳，咽痒，夜间白天均咳，无流涕，无发热，舌红苔少，脉数。此属外感咳嗽，治以疏风清热，宣肺止咳。

处方：桑叶 9g，薄荷 6g，牛蒡子 6g，桔梗 6g，炒枳壳 5g，板蓝根 6g，青果 6g，麦冬 6g，紫菀 6g，川贝母 9g，甘草 3g。水煎服，日 1 剂，分 2 次温服，早晚各 1 次，共 3 剂。

2004 年 10 月 13 日二诊：药后咳嗽大减，痰量减，痰易咳，咽痒止，上方加前胡 6g，再服 3 剂，诸症愈。

[肖振卫. 张珍玉治疗外感咳嗽经验. 山东中医杂志，2006，25（4）：277.]

疏肝法治疗胃脘痛

患者，女，61 岁，因胃脘胀痛月余，于 1996 年 5 月 13 日求治于张老。平素性急，复因用药不慎及与人争吵，致胃脘胀痛不已，服用中西药，罔效。胃镜检查示：浅表性胃炎。刻诊：胃中灼热，攻胀疼痛，连及后背，生气及饮食后加剧，伴口干泛酸，纳呆食少，形瘦体倦，心烦易怒，舌红苔薄黄干，脉弦细数。证属肝气犯胃、肝郁郁热，治以疏肝理气、清热和胃。

处方：生白芍 9g，柴胡 6g，川芎 9g，炒枳壳 6g，人参 10g，炒白术 9g，青竹茹 6g，炒栀子 6g，炒川黄连 6g，淡吴茱萸 4g，炒川楝子 6g，砂仁 6g。

6 剂后，泛酸止，胃痛大减，唯大便质稀，晨起即泻。原方去川黄连、吴茱萸、竹茹、栀子，加川厚朴、炒山药、沉香。继服 6 剂，胃脘疼痛消失，大便自调，身觉有力，纳食正常，至今未复发。

［张庆祥，王凤萍. 张珍玉教授应用疏肝法治疗内伤病经验.

山东中医药大学学报，1998，22（5）：343.］

治黑苔验案

患者，女，50岁，1999年3月14日就诊。舌苔色黑厚腻半年。患者素有胃疾，近半年舌苔逐渐变黑，胃疾随之加重，经多方治疗无效。现舌苔黑厚腻，胃脘痞闷，嘈杂，泛酸，嗳气，时有恶心，背部撑胀不舒，饭后加重。目涩、口干、口苦，喜冷饮，下肢轻度浮肿，多梦少寐，平素食凉即大便溏薄，上述诸症于情绪激动或情志不畅时加重。纳食尚好，舌红，脉弦弱。辨为肝气犯胃。

处方：生白芍9g，柴胡6g，川芎6g，炒枳壳6g，人参10g，炒白术9g，香附9g，黄连6g，淡吴茱萸4g，姜半夏6g，砂仁9g，甘草3g。水煎服，日1剂。

3剂后胃脘痞闷、嘈杂、背胀、肢肿消失，舌苔变为灰黄色，仍有泛酸、嗳气、口干、目涩，又出现大便不成形，日2~3次。舌淡红，脉弦弱。上方去枳壳、姜半夏，加当归9g、茯苓9g。3剂后，舌苔转为黄白相兼，微腻，泛酸明显减轻，偶有嗳气，大便已成形，时有胃脘隐痛，舌淡红，脉弦弱。加佛手9g继服3剂，诸症皆消，唯偶有嗳气，舌淡红，苔薄白微腻，脉弦弱。上方去黄连、淡吴茱萸，加煅瓦楞子12g，继服3剂以善其后。随访1年，黑厚腻苔未复发。

［王小平. 张珍玉治疗黑苔验案. 山东中医杂志，2001，20（2）：116.］

推荐参考资料

［1］王小平，魏凤琴. 张珍玉医案医论医话集［M］. 北京：人民卫生出版社，2008.

［2］魏凤琴，王小平，张惠云. 张珍玉医学文集［M］. 北京：科学出版社，2015.

［3］迟华基，张安玲. 张珍玉学术经验辑要［M］. 济南：山东科技出版社，2001.

［4］张庆祥，齐元玲. 张珍玉临床学术思想探析［J］. 山东中医杂志，2017，36（2）：100-102.

［5］魏凤琴，王小平，张安玲，等. 中医现代化应走自主发展的道路——张珍玉学术思想研究［J］. 山东中医杂志，2016，35（10）：851-853.

［6］魏凤琴，王小平. 齐鲁补土派代表——张珍玉学术思想研究［J］. 山东中医杂志，2015，34（6）：467-469.

［7］魏凤琴，王小平，张安玲，等. 深化和完善传统"补土派"理论——张珍玉学术思想研究［J］. 中医药导报，2015，21（13）：9-10.

［8］魏凤琴，王小平，张安玲，等. 张珍玉先生中医临床以脏腑辨证为核心学术思想研究［J］. 四川中医，2014，32（12）：8-9.

［9］魏凤琴，王小平，张安玲，等. 经典是中医理论的源头活水：张珍玉学术思想研究［J］. 长春中医药大学学报，2014，30（6）：1027-1028.

［10］张庆祥. 肺主宣降与咳嗽证治——张珍玉教授治疗咳嗽经验探析［J］福建中医药，2001，32（2）：18-19.

［11］张庆祥，王风萍. 张珍玉教授应用疏肝法治疗内伤病经验［J］. 山东中医药大学学报，1998，22（5）：342-343.

衷中参西，尊古不泥

——周次清先生方药经验访谈

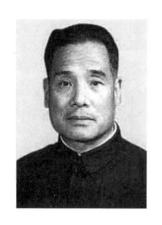

周次清先生

周次清先生（1925~2003），山东省莱西县（现青岛市）人。全国著名中医心血管病专家，山东中医药大学教授，博士研究生导师。

先生自幼跟随族伯周鸣岐及当地名医李月宾、王铭浩等学习中医。中学毕业后经亲友资助，在青岛市开设了新生药社，开始了悬壶济世的生涯。1953 年，在政府的支持下成立了"青岛四方区中医联合诊所"，并任所长兼内科主任。为了进一步拓宽医学知识，他参加了青岛市举办的中医进修学校，除学习中医外，还较系统地学习西医学知识。当时有人指责"中医学习西医是不务正业"，是"背经离道"，但他却抓住这个契机，掌握了丰富的西医学知识，为他中西医结合思想的形成打下了深厚的基础。1956 年他被推荐到山东省中医药研究所研究班学习，毕业后留该所工作。1958 年山东中医学院（现山东中医药大学）成立，他即被调入该院任教，并先后担任伤寒温病和内科教研室副主任。

1978 年开始，周老先后被批准为硕士

和博士研究生导师。在研究生的培养上，周老呕心沥血，言传身教，把自己的宝贵经验毫不保留地传授给学生。自1978年以来，周老已培养博士研究生8名，硕士研究生20余名，学术继承人2名。这些学生大都成为中医事业的栋梁之材。

周老一生辛勤耕耘，收获丰硕。曾在国家级和省级学术刊物上发表论文50余篇，主编了《英汉实用中医临床大全·内科学》《中医临床研究与进展》《中医内科学》（华东地区高等中医院校协编教材）等著作，主持完成原卫生部下达的校勘《四明心法》的任务，还主审和参编了20余部著作。他主持的"益气活血通阳治疗冠心病的研究"获山东省卫生厅科研成果奖；"益气活血治疗冠心病的临床和实验研究"获山东省科委科技进步二等奖；中药新药"正心泰"的研制获国家中医药管理局科技进步三等奖。

周老经常这样说："学无止境，要在事业上有所成就，就必须孜孜不倦地去追求，还要有善于思考的科学头脑，勤于实践的务实作风，勇于探索的创新精神。"这也正是他从医生涯的真实写照。

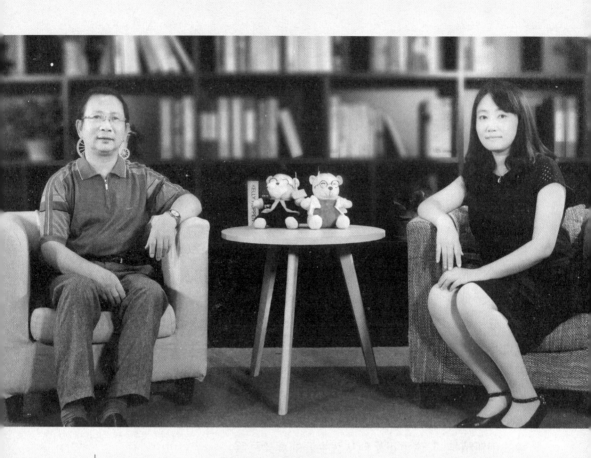

访谈主题：周次清先生方药经验

访 谈 人：高洪春 — 于鹰

高洪春，山东省中医院（山东中医药大学附属医院）知名专家、心内科主任医师、教授、硕士研究生导师。全国著名中医心血管病专家周次清教授学术继承人。曾任心内科主任、内科副主任。兼任山东省中医药学会心脏病专业委员会副主任委员；山东省中西医结合学会心血管病专业委员会副主任委员。山东省首批五级中医药师承教育指导老师。从事中医工作40年，主要从事心血管专业的临床、教学和科研工作，对中医药治疗心血管疾病积累了丰富的临床经验，特别对冠心病、心律失常、高血压、高脂血症、心力衰竭等疾病颇有研究，具有自己独特的见解和辨证治疗方法，临床疗效显著。主编和副主编著作6部，参编著作20余部，在省级以上学术刊物上发表论文40余篇。主持和参加省级科研课题6项。培养硕士研究生60余人，培养学术继承人2名。

访谈专家

学术思想

于鹰：高老师，作为周老的学生以及学术继承人，您一定对周老的学术经验十分熟悉，今天能否请您详细地给我们介绍一下周老的学术思想呢？

高洪春：跟周老学习多年，稍有心得。在这里，将我所认识到的周老的主要学术思想及处方用药特点进行介绍，以共同缅怀我们敬爱的老师，共同研讨，不断取得新的进步，以不辜负他老人家对我们后辈的殷切期望。但是，我也只是学到了周老学术思想的一点皮毛，在这里也只是抛砖引玉。有不对的地方请大家批评指正。

周老的学术思想，我认为主要体现在以下 3 个方面：强调整体观念、强调中西医结合以及强调辩证法思想。

首先，在临证中周老非常重视整体观念。周老熟读精思《黄帝内经》《伤寒论》《金匮要略》等经典医籍，博览群书，中医理论功底深厚扎实。他注重实践，鄙弃空谈，认为对古人的论述，必须付诸实践才能得其要领。他在辨证上的最大特点是整体辨证，全面分析，尤其重视人体气血阴阳的盛衰变化，而不是头痛医头、脚痛医脚。一般情况下，整体治疗是全局性的，局部变化处于整体的联系和制约之中，通过调整整体而达到治疗局部的目的。

例如，冠心病患者除表现为心绞痛的局部症状外，还常出现一些机体阴阳气血和脏腑功能失调的现象，如疲乏无力、汗出短气，或眩晕心悸、心烦失眠，或心悸气短、口渴便干等。这时的治疗应从整体出发，调整机体的阴阳气血使之达到平衡，其局部症状也就随之而解。

再如，对高血压病的论治，也不能只着眼于降低血压这一局部现象上，而应将着重点放在调整机体阴阳的平衡上，即所谓"谨守病机，各司其属，疏其血气，令其调达，而至和平"，以期从根本上解除高血压病发生发展的内在原因。

如有一高血压患者，病史 20 余年，屡服各种中西药物，效果不佳，血压一直在 150~200/100~120mmHg 之间，周老也曾给患者服过滋阴潜阳等药物，效果不显，后来发现患者伴有"五更泻"，周老给以温补脾肾，投以四神丸加减，患者服 20 余剂，诸症皆除，血压下降为 150/90mmHg 左右。（详见"附录——高血压病案"）

于鹰： 可以看出，周老临床精于巧思，知常达变，关键是运用整体观念来认识和治疗疾病，而不是只着眼于局部，这样才能提高辨证论治的水平和临床治疗的效果。

高洪春： 是这样的。周老不但中医理论娴熟，辨证精确，而且通晓西医学，特别对心血管方面的知识更为精通。例如心电图分析、心脏听诊、第 3 心音、第 4 心音、心音分裂等，周老听得非常准确，连西医的专家都非常佩服。

于鹰： 我记得在您编写的《周次清学术经验辑要》一书中，就曾写到周老是一位"开明的老中医"，说他善于接受新事物，特别是能吸取西医学的长处，博采众长，为我所用。

高洪春： 周老常说"他山之石，可以攻玉"，积极主张中西医结合，并在实际工作中身体力行。周老强调中西医结合，主要体现在以下 3 个方面。首先是在临证中善于将中医的辨证论治同西医的辨病求因和局部分析相结合，相互印证，取长补短。具体的体现就是在治病时，不仅着眼于消除患者的自觉症状，还要力求各项客观检查指标恢复正常。如对冠心病的治疗，周老主张不但要治愈患者胸闷、胸痛等自觉症状，而且要注意心电图的改善和心功能的恢复。

另外，周老还强调中医的辨证应与西医的辨病紧密结合起来，这样才能对疾病有更全面和深刻的认识。

于鹰：曾看过周老的一则病案，这位患者1周前突发胸闷、胸痛、气喘、发热等，在外院诊断为"肺炎"而给以青霉素治疗，但用药1周，症状不见任何缓解。周老接诊时，听诊发现患者第一心音减弱，急查心电图，提示急性前间壁心肌梗死。于是马上将患者收住入院，经积极抢救，患者转危为安。如果对这位患者只是辨证而不结合辨病，后果不堪设想。

高洪春：是的。像这样的患者，只有结合西医的辨病，根据心电图以及其他辅助检查才能明确诊断，患者才能得到及时正确的治疗。临证中将中医的辨证与西医的辨病相结合，是周老一贯秉承的指导思想。

周老强调中西医结合的另一特点，就是既注意中医自身系统辨证论治的研究，又努力探索每种西医疾病的中医辨证论治的规律。如对冠心病的研究，除深入挖掘中医治疗胸痹、心痛的经验外，针对冠心病患者大都每遇劳累及活动后病情发作或加重这一特点，总结出"气虚血瘀"是冠心病的基本病机，并积极开展了一系列科学研究，从而证实了他的这一观点。

又如同样是心悸、脉数的患者，有的是窦性心动过速，有的是心力衰竭，如果不进行辨病，对心力衰竭的心悸、脉数仍然采用一般的治疗方法，给以补心血、养心阴、安心神，不但毫无作用，反而会加重其病情。因此，周老在治疗心力衰竭患者时，除了辨证施治，在具体用药上还要参照西医学"强心、利尿、扩张血管"的治疗原则。

再如，对心律失常的认识和治疗，周老也是强调从病证结合入手。他认为心肾阳虚是病态窦房结综合征的发病本质，因此治疗上当以温补心肾为主。早搏的发病大多因肝气郁结、气机不畅，或中气虚寒、胸阳不宣，所以疏肝解郁、调畅气机，补气温中、宣通心阳是治疗早搏的两大治法。

周老还指出，有的人平时无任何症状，但查体查出问题，如心肌缺血、高血压，虽然没有症状，但也需要治疗，这种情况西医是优势；还有一种情况，就是患者症状很明显，但各种检查都正常，也需要治疗，这种情况中医是优势。这就需要中西医结合。

周老重视中西医结合的最后一点，是极力倡导利用现代多学科手段来研究中医和发展中医，认为中医作为一门研究人体生命、同疾病作斗争的应用科学，它的进步同整个科学的发展密切相关，所以从自然科学体系的角度来看，中医要发展，要进入现代化行列，就必须充分利用现代多学科的科学技术武装自己，使中医不断得到充实、完善和提高。

于鹰：可以说将中医和西医有机地结合在一起，并融会贯通，这也是提升中医辨证论治水平和临床疗效的有效途径。

高洪春：的确是这样的。在临床实践中，周老不但强调整体观念、中西医结合，而且非常重视辩证法思想。

于鹰：中医学在它的形成和发展过程中，受到古代朴素的唯物论和辩证法思想的深刻影响，因此它的理论体系中包含着相当丰富的唯物主义观点和辩证法思想。提到"辩证法思想"，很多人会觉得比较抽象，难以理解。高老师，您能具体讲解一下吗？

高洪春：好的。例如在辨证论治方面，周老提出了"辨人识体"的观点，这就是他学习和运用辩证法的具体体现。周老认为，对患者理当要辨证治病，这是不言而喻的事，而辨人识体，却往往被忽视。辨证治病是共性的问题，辨人识体是个性的问题，二者是相互补充、相辅相成的。

比如说在同一客观条件下，有的人会生病，有的人则安然无恙。即使是同一种病，发生在不同人的身上，由于年龄大小、体质强弱、阴阳偏盛、性格差异等原因，也会有不同的表现，在治疗上也就各不相同。记得有这样一句话"中医是治长病的人，西医是治人长的病"，就突出了中医对"人"的重视。

于鹰：《灵枢·五变》中亦有"百疾之始期也，必生于风雨寒暑，循毫毛而入腠理，或复还，或留止，或为风肿汗出，或为消瘅，或为寒热，或为留痹，或为积聚"的记载，指出疾病的发生，主要还是决定于人的体质强弱。

高洪春：因此，周老强调在"人"与"病"这对矛盾中，"人"是矛盾的主要方面，是起主导作用的。在临床上经常见到有些患者，无论是辨证论治，还是辨病论治，效果都不佳，有的甚至越治越坏。而一旦着眼于辨人识体，因人制宜，抛弃一些有形或无形的"框框"，从每一个患者的实际出发，或补、或泻、或升、或降，对其病的一方面，有疼痛可以不用止痛药，有咳嗽可以不用止咳药，有出血可以不用止血药……看似药不对症、不着边际，却往往收到很好的效果。

周老曾诊治一位冠心病患者，主要表现是食后心绞痛发作，并伴有嘈杂泛酸，胃脘痞满，舌苔白腻，吃了不少治疗冠心病的药物，越吃反而越难受。周老给予行气和胃的砂仁、厚朴、佛手等，患者服药后，症状很快消失，心电图也有明显改善。相反，如果只见"病"而不见"人"，临床就很难取得治疗效果，甚至会适得其反。

在辨人识体方面，周老还强调要正确认识"正常"与"不正常"的含义以及在不同患者身上的个体差异。"正常"与"不正常"只是相对的，并不是绝对的。有些现象看似正常，而实际上是不正常；有些现象看似不正常，而实属正常。

如有的人平时脉搏每分钟 50 余次，无任何自觉症状，有关检查也无异常发现，虽然在现象上属于不正常的"迟脉"，但在这个人身上是属于正常的；相反，如果这个人的脉搏突然上升到每分钟 80 多次，从而出现了心悸、烦躁、失眠等症状，虽然这时其脉搏次数在正常范围，但对这个人来讲此时已属不正常了。

再如血压的问题，有的人血压 160/100mmHg 却毫无症状，如降到 120/70mmHg，虽属正常范围反而头痛眩晕了。

有些陈旧性心肌梗死的患者，心肌已结斑痕或钙化，心电图 ST-T 改变已属不可逆转，如果没有明显的自觉症状，全身情况良好，就没有必要再视为病变而服用一些药物。

还有一些人，一有心悸、胸闷等症状，或心电图稍有变化，就盲目地服用一些扩张血管、治疗心脏病的药物，殊不知"水能浮舟，亦能覆舟；药能治病，亦能致病"，这也属于过度医疗的现象。如果长期服用此类药物，不但毫无效果，还会产生一些毒副作用，使本来正常的冠状动脉反而变得不正常，并且产生对药物的依赖性。

于鹰：周老从医 50 余载，坚持运用整体观念认识和治疗疾病，重视中西医的有机结合，在诊疗疾病时善用辩证法思想，强调具体问题具体分析，要因人而异、知常达变，决不能千篇一律、胶柱鼓瑟。这些宝贵的学术思想，都值得我们继承和发扬。

方药特点

于鹰： 周次清教授从事中医临床工作 50 余年，诊疗经验十分丰富，特别是在处方用药方面有很多独到的见解。

高洪春： 跟师多年，我觉得周老在处方用药方面的特点，可以概括为以下三点，那就是"遣方有道，选药精当""既遵法度，又参药理""补偏纠弊，重视胃气"。

首先谈谈第一点，就是遣方有道，选药精当。中医临证处方用药，如量体裁衣、按锁配匙，既有尺度，又有方圆。周老临证治病，制方严谨，遣方有道，加减化裁，独具匠心。主张"有方有药，力戒庞杂""少则得，多则失"。药不在多，而贵在精，处方精当则药力专一，若面面俱到反而使药物之间相互牵制或自相残杀。

比如对病情比较复杂的患者，处方用药时要善于抓主要矛盾，主要矛盾解决了，其他矛盾便可迎刃而解；或采用各个击破的战术，逐步解决。对兼证比较多的患者，周老主张尽量选用一药多效的药物以全面兼顾。另外，对于功用相近的药物，除非特别需要，一般不会叠用。因此，周老的处方非常精炼，用药较少，一般七八味药，多则十来味，而且药物配伍严谨，疗效显著。

于鹰： 众所周知，合理配伍药物是保证临床疗效的至关重要因素。除此之外，如方剂的剂型、用法，药物的用量、炮制等，也与疗效密切相关。记得古人曾有"中医不传之秘在用量"的说法，清代医家吴鞠通也曾指出："方中所定分量宜多宜少，不过大概而已，尚须临证者自行斟酌，盖药必中病而后可。"说明药物用量的确定要谨慎，不可以随心所欲。周老在处方时，对于药物的用量是如何把握的呢？

高洪春：在药物的用量上，周老一般严格遵守中医法规，主张主次分明，药量适中。根据病情轻重来酌定用量，病重药亦重，病轻药亦轻。如果病重药轻如杯水车薪，无济于事；而病轻药重则药过病所，反伤正气，且造成药物的浪费。在具体应用上，一般主张方中的君臣药量重、质重者量重、药性平和者量重，如黄芪、党参、葛根、炒枣仁、石决明等，常用至30g；而佐使药、有毒药物、药性峻烈者用量宜轻，如甘草、细辛、麻黄等，一般只用6g或3g。

周老曾诊治一位病态窦房结综合征（简称病窦）的女性患者，胸闷，胸背痛，头昏乏力，心悸气短，畏寒，舌淡红，苔薄白，脉迟缓无力。心率42次/分。中医辨证为心阳不振，肾阳亦虚，治以温通心阳为主，兼温补肾阳，方用保元汤合麻黄附子细辛汤。处方：黄芪30g，党参15g，桂枝、熟附子各9g，炙甘草、生麻黄各6g，细辛3g。服药12剂，症状缓解，心率48次/分。方中黄芪、党参补气，药性平和，一般用大量；桂枝、附子药性峻烈用中量；麻黄药性更烈用小量；细辛有毒用量不过钱，用3g。全方7味药，两方相合，益气温阳，方中有方，法中有法。

于鹰：可以看出，周老对方药配伍的微细差别，用量多少的作用异同，都有精辟的见解。

高洪春：是的。周老在处方用药上的第二个显著特点，就是在中医理法方药的基础上，参照现代药理研究，使二者有机结合起来，其用药理论既遵中医理法方药之法度，又符合现代药理研究。

如在冠心病的用药方面，需要活血化瘀者常用丹参、川芎、赤芍；需要补气者则用黄芪、葛根、桑寄生；需要助阳者则用附子、补骨脂、仙灵脾；需要化痰者则用瓜蒌、前胡；需要理气者则用枳实、佛手等。以上药物均具有不同程度的扩张冠状动脉、增加冠脉血流量的作用。如能合理选用此类药物，可谓一举两得，事半功倍。再如，对气虚之高血压患者，周老创拟的八物降压丸中，就选用有降压作用的黄芪、党参，而不用有升压作用的人参。像刚才我们提到的病窦的患者，处方中的麻黄有加快心率的作用，常用来治疗心动过缓，而避免用于心动过速的患者。

于鹰：可以说，这一点也是体现了周老重视中西医结合，践行中西汇通，为中医的处方用药增加了新的内容，从而提高了临床疗效。

高洪春：在这里，需要特别说明的是，临证处方遣药还是以中医辨证为根本，有是证用是药，不能完全依赖其药理研究结果。周老曾诊治一位冠心病伴有频发室性早搏的患者，中医辨证为痰浊郁阻、心神不宁，给予温胆汤加减以化痰泄浊、养心安神。通常情况下治疗此类病证常选用瓜蒌，既可化痰开郁，又能扩张冠状动脉。但周老考虑患者大便偏稀，而瓜蒌有润肠通便之效，因此弃而不用。而方中选用的黄连，不但能清热，而且能增加冠状动脉血流量，也有治疗早搏的作用。患者服药后，不但自觉症状消失，而且早搏也很快消失，心电图恢复正常。（详见"附录——温胆汤治疗胸痹案"）

周老在方药运用方面的第三个特点，就是特别强调补偏纠弊，重视胃气。

药物治病均有偏性，既可治病，也可致病，所以用药必须取其利而避其弊，并且要中病即止，不可过剂。"无使过之，伤其正也"。周老遵循《内经》"大毒治病，十去其六……无毒治病，十去其九，谷肉果实，食养尽之"之旨，主张在机体阴阳气血基本平衡的情况下，能不服药者则不服药，能少服药者则少服药，以免打乱机体自身的平衡。在疾病基本痊愈后，应改以饮食调理为主，充分发挥机体自身的调节功能。

特别是心血管疾病的患者，多数为老年人，且常年患病，有不少患者还同时患有多种疾病，如服药不当，反而会顾此失彼，不但起不到治疗作用，相反还会导致病情加重。临床有不少高血压、冠心病患者常常兼有胃病，病情复杂，越是病情复杂越要时时顾护胃气，中医认为"有胃气则生，无胃气则死"。

在处方用药方面，对兼有胃病的患者，凡是对胃有刺激的药物，如苦寒药栀子、黄芩、苦参等，活血化瘀药，特别是一些虫类药，如全蝎、地龙、土鳖虫等。除非特别需要而进行恰当配伍外，一般不用或少用、暂用。

对心胃同病者，除避免应用伤胃的药物外，在治疗上要心胃同治或先以治胃病为主，待胃病好转、胃气旺盛，再以治心为主。只有重视胃气、顾护胃气，临床才能立于不败之地。

于鹰：重视胃气，如何在处方中体现出来？周老通常会选用哪些药物呢？

高洪春：顾护胃气方面，周老一般在相应方药中加入砂仁、陈皮、炒麦芽、白术、大枣等。对兼有胃病的患者，则根据寒热虚实投入相应的药物，如胃寒加干姜、附子；胃热加黄连、栀子；胃虚加党参、白术；胃酸加煅瓦楞、左金丸；胃痛加元胡、白芷等；胃胀加佛手、厚朴等。

最后，我们再来看周老的一则病案。

王某，男，62岁，1992年8月22日就诊。

患者冠心病、高血压病史10余年，近2个月来胸闷、憋气加重，时有胸痛，劳累后加重。伴头痛头晕，左下肢麻木，食欲不振，胃脘撑胀感，大便干，4~5天1次，舌红苔黄，脉弦。心电图示慢性冠状动脉供血不足，血压160/120mmHg。

辨证：痰热互结，胸阳不展，胃气亏虚。

治法：宽胸化痰，清热益胃。

处方：小陷胸汤加味。

瓜蒌 30g	黄连 6g	半夏 10g	党参 30g
前胡 15g	佛手 10g	葛根 30g	生山楂 15g

水煎服，日1剂。

服药6剂，胸闷憋气明显减轻，食欲好转，胃脘撑胀感消失。仍头痛头晕，大便偏干，舌红苔薄黄，脉弦，血压146/107mmHg。上方去前胡，加大黄6g，药后大便通畅，诸症皆减。

（《周次清学术经验辑要》，山东科学技术出版社，2001，130.）

周老所处的方剂，是以小陷胸汤为主，并合瓜蒌薤白半夏汤之义，重在清热化痰，宽胸理气；加前胡以助化痰，党参益气健脾，葛根升脾胃清气，佛手理气和胃，生山楂消食化积。方中多味药物，如瓜蒌、黄连、前

胡、葛根、生山楂等又有扩张冠状动脉、降血压的功效。患者大便干结，瓜蒌兼能泻热通便，然力稍逊，因此复诊时酌加大黄以助其功。

于鹰：这首处方可以说能全面体现周老遣方用药的精妙之处。一是全方仅由8味药物组成，且一药多效，方简药精；二是方中多味药物的选用是采用中西医的双重标准，即一方面按中医的理、法来选药组方，另一方面是参照了药物的药理研究；三是本证属心胃同病，除在治疗上心胃同治外，方中的党参补气健脾，兼能顾护胃气。

古方运用心得

于鹰：了解周次清教授的同道都知道，在临床上周老基本以应用经方、古方为主。如《伤寒论》中的炙甘草汤、《金匮要略》中的瓜蒌薤白半夏汤、《丹溪心法》中的越鞠丸等。周老对古方的运用可以说是颇有心得。

高洪春：周老掌握的古方特别多，方精力专，非常精炼，决不面面俱到，大网捞鱼。下面，我就以周老治疗冠心病的气滞证和血瘀证为例，谈谈他运用古方的经验。

冠心病气滞者多因精神刺激、情志失调而致肝气郁结或脾胃气滞。临床表现为胸闷、胸痛，每遇情志刺激则加重或发作，或伴腹胀、嗳气，舌淡苔白，脉弦。治法上以调畅气机为主，疏肝气宜用柴胡、香附、枳壳，调中气宜用木香、厚朴、沉香。

代表方剂有：苏合香丸［《太平惠民和剂局方》：白术、青木香、犀角（水牛角代）、香附、朱砂、诃子、白檀香、安息香、沉香、麝香、丁香、荜茇、龙脑、乳香、苏合香油］、柴胡疏肝散（《景岳全书》：柴胡、芍药、枳壳、香附、川芎、陈皮、甘草）、枳壳煮散（《济生本事方》：枳壳、川芎、桔梗、细辛、防风、葛根、甘草）、木香调气散（《太平惠民和剂局方》：木香、砂仁、白豆蔻、檀香、丁香、藿香、甘草）等。

比如说心绞痛发作频繁，疼痛较剧，或有恶心呕吐、手足逆冷、眩晕昏厥等症者，多为气滞血瘀、寒热互结、湿浊内闭所致，宜用苏合香丸。但该方辛香走窜太过，易耗气伤阴，故不可过量久服，尤其对气阴亏虚患者，更应慎用。症状较轻者，周老主张可用越鞠丸。

肝气郁滞者，宜用柴胡疏肝散或枳壳煮散。兼血瘀者，加延胡索、郁金；气郁化火者，加栀子、黄芩；火邪伤阴者，加生地黄、百合、麦冬；肝气犯胃者，加半夏、陈皮、代赭石，或用旋覆代赭汤加减；肝脾不和者，加白术、茯苓、陈皮，或用逍遥散加减。

脾胃气滞者，宜用木香调气散或沉香散（《太平惠民和剂局方》：香附、沉香、砂仁、甘草）。脾胃气滞，运化失司，往往造成痰湿内生，所以理中气要注意必须兼以化痰。如见痰气互结者，加半夏、陈皮、瓜蒌。

周老曾诊治一位冠心病患者，常出现胸闷、憋气、有压迫感，疼痛并不明显，但每次查心电图由于呈严重的心肌缺血状态，医生都劝其住院治疗。可是患者自觉症状不严重，一直未能住院，只是服用一些中西药物，但效果不佳。周老考虑患者每因情志不畅而病情加重，易急躁，辨证为肝郁气滞证，遂予以柴胡疏肝散加减以疏肝理气。患者共服药 18 剂，自觉症状即完全消失，心电图也恢复至大致正常。

临床还有一些心脏神经官能症的患者，自觉症状很重，往往有比较严重的胸痛或心绞痛，心电图及其他客观检查均无异常，但患者自以为得了"冠心病"，便到处检查、到处治病，或服用一大堆治疗冠心病的药物，均不见效果。遇到这种情况，根据辨证常常是疏肝理气止痛的适用证，周老习用柴胡疏肝散合枳壳煮散加减治疗，一般服用 6~12 剂，患者便疼痛消失，恢复正常。这样的病例屡见不鲜。

于鹰：现在人们的工作、生活压力比较大，很容易导致情志失调，在临床上，气滞证的患者还是比较常见的。从气血之间的关系来看，气能行血，气滞则血瘀，对于冠心病的患者，血瘀证也是临床上较为常见的证型。针对这种病证，周老又是怎样处方用药的呢？

高洪春：除了气滞，像痰阻、寒凝也可以导致血瘀证的形成，而且病程一般较长，所谓"久病入血"，这种证型在临床上是十分常见的。临床症见胸痛，胸闷，痛如针刺，部位固定，疼痛多在午后、夜间发作或加剧，伴有胸闷憋气，舌质紫暗或有瘀点瘀斑，脉弦涩。

治法上宜活血化瘀，通脉止痛。而对于活血药物的使用，周老往往根据患者血瘀证的轻重来酌情选用。如瘀血较轻者，周老一般选用药性平妥的和血行血药，如丹参、川芎、赤芍、当归等；瘀血较明显或疼痛较重者，宜选作用较强的活血化瘀止痛药，如桃仁、红花、莪术、大黄、延胡索、乳香、没药、五灵脂等。

代表方剂：血府逐瘀汤（《医林改错》：当归、生地黄、桃仁、红花、枳壳、赤芍、柴胡、甘草、桔梗、川芎、牛膝）、通窍活血汤（《医林改错》：赤芍、川芎、桃仁、红花、麝香、老葱、生姜、大枣）、手拈散（《奇效良方》：延胡索、五灵脂、草果、没药）、拈痛丸（《奇效良方》：五灵脂、莪术、木香、当归）等。

一般血瘀证可用血府逐瘀汤或通窍活血汤；血瘀气滞者，宜用手拈散或拈痛丸；血瘀兼寒者，加桂枝、细辛、附子；气虚不能行血者，加黄芪、党参。

有这样一位冠心病患者，常因情绪波动或每到夜间胸痛发作，疼痛较剧，持续数分钟，舌质紫暗有瘀斑，脉沉涩。周老四诊合参，认为患者是因瘀血阻滞心脉所致，治宜活血化瘀止痛，方选血府逐瘀汤加减。患者服药20余剂，胸痛基本消失，复查心电图有明显改善。（详见"附录——血府逐瘀汤治疗胸痹案"）

于鹰： 可以看出，周老临证治病，擅长使用古方，而且加减化裁得当，用药也是十分精炼的。

高洪春： 是这样的。我再补充一点，周老在治疗冠心病时，对于气血之间的关系还是很重视的。气为血之帅，气行则血行，因此周老主张应以调畅气血为先，多使用气分、血分药配伍，或行气活血，或益气活血。如周老在治疗气血瘀滞证时就擅长使用当归和川芎这对药物。当归长于补血和营，养心通脉，兼能活血行气；川芎为"血中气药"，重在活血化瘀，又能行气止痛。二药合用，畅达气血而不伤正。

于鹰：明代医家张三锡在《医学六要》中就有"血主濡之，气主煦之，一切气病，用气药不效，少佐芎、归血药，血气流通而愈，乃屡验"的记载。可以说，强调气血之间的密切关系，这也是周老重视整体观念的具体体现。

经验方运用心得

于鹰：高老师，在您编著的《周次清学术经验辑要》一书中，提到了周老在治疗心脑血管疾病方面，创制了多首制方严谨、疗效显著的自拟方剂，如益心健脑汤、益肾降压汤、心律宁、抗心衰方等。周老在这些自拟方的创制和运用方面，有哪些经验呢？

高洪春：周老除善用经方、古方外，在长期的临床实践中积累了丰富而独到的经验，创立了10余首自拟的经验方。这些自拟方的创制，既遵循中医理法方药的统一，又参照其药理研究，中西医结合，临床疗效显著。

于鹰：这些自拟方有的已经研发成中成药，并应用于临床多年，取得显著的社会效益和经济效益，如在周老生平简介中提到的中药新药"正心泰"。

高洪春："正心泰"，源于周老治疗气虚血瘀之冠心病常用的益心健脑汤。中医对冠心病的治疗，20世纪60年代，基本遵循张仲景《金匮要略》的精神，用以瓜蒌、薤白为主的方剂来治疗。70~80年代，以活血化瘀为主治疗冠心病处于主导地位。像已故著名中医临床家郭士魁先生创制的冠心2号方，就是由丹参、川芎、赤芍、红花、降香等一派活血化瘀药组成的。

但周老认为单纯活血化瘀是不够的。他在临证中发现，冠心病患者大都有每遇劳累及活动后病情发作或加重的特点，并常伴有疲乏无力、气短懒言等气虚之象，因此他认为"气虚血瘀"是冠心病的主要证候，"益气活血"是其重要治法。于是周老结合多年临床经验，自拟了益气活血的"冠心灵"方。

1983 年开始，周老带领有关人员开展了"益气活血治疗冠心病的临床和实验研究"，历经 4 年圆满完成，取得显著的临床疗效和实验结果。当时这项成果达到国内领先水平，曾获得山东省科委科技进步二等奖。由冠心灵研制的中成药"正心泰"随后也成功上市。因本方对脑血管病亦有很好的疗效，故周老更名为"益心健脑汤"。

益心健脑汤

组成：黄芪 30~60g，葛根 15~30g，桑寄生 15~30g，丹参 20~40g，川芎 6~9g，生山楂 9~15g。

用法：水煎服，每日 1 剂。

功效：益气活血，养心健脑。

主治：气虚血瘀之冠心病、高血压病、脑梗死、脑血栓形成、脑动脉硬化以及高脂血症、心律失常等心脑血管病。症见气短乏力，精神疲惫，胸闷胸痛，头晕头痛，肢体麻木，心慌失眠，不耐体力，舌淡或舌暗或有瘀点瘀斑，苔薄白，脉沉弱或弦或涩。

本方以益气活血为宗旨，黄芪补心肺之气，葛根升脾胃之气，桑寄生益肾气，三药相合补一身之气；丹参活心血，川芎活肝血，生山楂消中积，三药同用活一身之血。药仅六味，益气活血，使气旺血行，血脉得通，心脑得养，从而达到益心健脑之功。

于鹰： 从本方的用药来看，也能充分体现周老对整体观念的重视。益心健脑汤虽以治心病为主，但周老并未只选用入心的药物，如黄芪兼补肺气，葛根主入脾胃，桑寄生以益肾为主，川芎主入肝，山楂治在中焦，可以说是兼顾了心与肺、肝、脾、肾的关系，强调从整体上进行治疗。

高洪春： 是的。除此之外，周老在选用这些药物时，也参照其药理研究，以上诸药均具有不同程度的扩张心脑血管、增加心脑血流量、降血脂、降血压以及抗心律失常等作用。这也是他强调中西医结合思想的体现。

本方最适合用于心脑血管疾病于一身的患者，同时身患多种疾病，如冠心病、高血压、脑梗死、高脂血症、糖尿病。虽然药味不多，但都能兼顾。

本方的加减应用，主要根据患者病证的变化和兼症的多少而进行。如出现畏寒肢冷等阳虚证候，加桂枝6g、炮附子9g；出现口干、舌红少苔、大便干结等阴虚证候，加麦冬12g、生何首乌30g；体倦神疲、气短等气虚症状明显者，加党参30g、五味子6g；血瘀气滞疼痛明显者，加香附12g、延胡索10g、细辛3g；胸闷憋气较重者，加瓜蒌30g、前胡12g；失眠多梦者，加炒酸枣仁30g、夜交藤30g。周老临证中强调对胃气的顾护，如果患者胃脘不舒、疼痛痞闷，应去丹参，加陈皮、砂仁、厚朴。

于鹰：我们发现，周老在药物剂量上设定的是用量范围，如黄芪30~60g，这在临床上如何选用呢？

高洪春：本方在用量上可根据病情适当调整。如气虚明显者，补气药黄芪、葛根、桑寄生可加大用量，活血药丹参、川芎、生山楂减少用量；如久病体弱或初病患者，可先从少量开始，逐渐加大剂量。

于鹰：益心健脑汤中用到了葛根和山楂这两味药物。比如说治疗一些外感病证或食积证时，常用葛根解表，山楂消食。在心脑血管病中选用这两味药物会起到什么作用呢？

高洪春：葛根有粉葛根和野葛根之分，粉葛根偏于生津，野葛根偏于通络；在心脑血管病中一般是选用野葛根。对中药的应用也在发展，也有人把葛根归类在活血化瘀药中。葛根的药理作用主要有降压、扩张血管、改善微循环等。

山楂酸甘微温，除消食化积外，还具有活血化瘀作用，药理作用主要有降脂、降压、扩张血管和强心作用。由于野葛根、山楂对心脑血管病有良好的药理作用，所以周老选用了这两味药物。

于鹰：曾看过周老的一则病案，患者平时总感胸闷、胸痛、憋气，活动后加重。这次是因劳累而致病情加重，伴气短乏力，食欲不振，精神疲惫，睡眠多梦，时有眩晕，舌质暗红，苔薄白，脉弦。血压150/98mmHg，心电图示慢性冠状动脉供血不足。周老辨证为气虚血瘀证，治宜益气活血，给予益心健脑汤加减，黄芪 30g、葛根 30g、桑寄生 30g、丹参 30g、川芎 6g、生山楂 18g、细辛 3g、前胡 15g、炒枣仁 30g。患者服药后，症状很快好转，血压 135/90mmHg，心电图也恢复至正常范围。

高洪春：在临床上，除了冠心病，高血压的发病率也很高。接下来我介绍的是周老在治疗高血压，特别是老年高血压时常用的一首方剂，名为益肾降压汤。

于鹰：高血压属中医学"眩晕""头痛"等病证的范畴。对其病因病机的认识，早在《黄帝内经》中就有"诸风掉眩，皆属于肝"的记载，而对高血压的辨证论治也大多以调肝为主。周老益肾降压汤的创制，从其方名来看，应该是从肾虚这个角度来考虑的吧？

高洪春：是的。其实在《黄帝内经》中也有"上虚则眩"的论述，明代医家张景岳特别认同这一观点，认为"无虚不作眩""眩晕一证，虚者居其八九，而兼火兼痰者，不过十中一二耳"。如果患者年高病久，而肝的症状并不明显时，周老主张应从益肾入手。肾阴阳失调引起的高血压不外肾阴虚、肾阳虚以及肾阴阳两虚（又称肾气虚）。周老创制的益肾降压汤主要针对的是肾气亏虚引起的高血压。

益肾降压汤

组成：桑寄生 15~30g，女贞子 9~15g，怀牛膝 15~30g，炒杜仲 9~15g，泽泻 9~30g，仙灵脾 9~30g。

用法：水煎服，日 1 剂。

功用：补肾强腰，益髓生精。

主治：用于肾气亏虚之高血压，常见于老年高血压患者。症见头晕耳鸣，腰膝酸软，记忆力减退，不耐寒热，舌淡苔薄白，脉沉弦细。

方中仙灵脾、杜仲补肾阳；女贞子滋肾阴；桑寄生、怀牛膝补肾壮腰，舒筋通络；泽泻利水。全方补肾气，具有二仙汤之意，阴阳双补，调理阴阳，有补有泄，更常用于老年人高血压。据药理研究，所选药物均具有降压作用，特别是泽泻一味利水，与西医使用利尿剂降压的原理是一致的。

临床使用时，根据症状的变化灵活化裁，如头痛头胀者，加钩藤、菊花；大便秘结者，加生地黄、熟地黄、何首乌、玄参；心烦口渴者，加知母、黄柏；畏寒肢冷者，加炮附子、仙茅；下肢水肿者，加车前子、茯苓皮。

周老曾诊治过一位高血压患者，患病20余年，平时感头晕目眩，肢体麻木，面部潮红，失眠健忘，腰酸耳鸣，下肢时有轻度水肿，大便稀，每日1~2次，舌淡红苔白，脉沉弦。平时血压一般在180/110mmHg左右，经常服用复方降压片和硝苯地平等药物，血压不稳定。也服用过中药治疗，不外天麻钩藤饮、镇肝息风汤、杞菊地黄汤之类，但效果都不理想。周老认为肾气亏虚是其主要病机，因此给予自拟的益肾降压汤加减以补益肾气。方用桑寄生30g、女贞子12g、牛膝30g、仙灵脾30g、炒杜仲12g、泽泻30g、炒酸枣仁30g、天麻12g。因为患者病程日久，且血压难以控制，所以方中药物用量还是比较大的。服用一段时间后，患者的自觉症状和血压都有所改善。

我在临床上一直习用周老的经验方，除了前面讲过的益心健脑汤、益肾降压汤，还有调肝降压汤、心率宁、抗心衰方等，根据患者的具体情况稍做加减，临床疗效非常好。

于鹰：周老精研经典，博采众长，又师而不泥，善于在实践中总结经验，从整体观出发，融汇中西，创制了多首疗效显著的自拟方剂。这些方剂配伍精当，制方严谨，所用药物既遵循中医的辨证，又参照现代药理研究，体现了周老处方用药的精髓。

从"效不更方"谈起

于鹰：周老集几十年之所得，不但在辨证、立法、处方、遣药中积累了丰富的经验，同时对中医的许多疑难和模糊问题提出了颇有见地的观点，如"无症可辨怎么办""高血压不等于肝阳上亢"等，这些对启迪后学和指导临床都具有重要意义。在实际临床中，我们会遇到"更方好"还是"不更方好"的问题，常因辨析不清、把握不准而有所失误。这在临证中该如何掌握，怎样才能避免失误呢？

高洪春：关于效不更方的问题，周老专门写了一篇文章，题目是"从效不更方谈起"，发表在《山东中医学院学报》1985 年第 3 期。更方还是不更方，周老认为核心问题是要做到方随证变。

我先从"效不更方"谈起。这是中医临床经常遵循的一项基本原则，也常作为尊重他人医疗成果的一种医德。如果对服之有效的方药一概不加分析、无限度地盲目使用，在治疗上常因超越病机、药过病所而失误。因此，要坚守"效不更方"时，应当考虑以下几点。

（1）患者服药后，部分症状改善，有的症状消失，而疾病病因、病机的实质没有改变。

（2）次要症状改善或消失，而主要症状无明显好转。

（3）疾病的病因病机、病证均有改善，部分症状消失，而未能达到治愈。

具有上述条件之一者，都应坚守"效不更方"的原则，否则，即便有效，也要考虑更方。

如冠心病心绞痛患者，胸闷胸痛、急躁易怒、腹胀嗳气、舌质紫暗有瘀斑、脉弦，辨证为气滞血瘀证，方用血府逐瘀汤加减。1 周后复诊，胸闷胸痛减轻，腹胀嗳气消失，余症同前，服药有效，兼症减少，但主症仍在，则应遵照"效不更方"的原则，原方继服或稍作加减。

于鹰：也就是说，患者服药后病情有所好转，说明药中病机，如果此时病机、证候的实质还没改变，是可以"效不更方"的。我们在阅读中医医案时，经常可以见到这样的案语："药既中的，效不更方，原方再进。"但周老在文章中还提到"效要更方"的问题，服用方药后，有了疗效，为什么也要"更方"呢？

高洪春："效不更方"在情理之中，而"效要更方"在常规之外，所以如果没有十分把握，往往容易出现失误。因此，"效要更方"必须认清以下几点。

（1）**主要症状已解，兼有症状未消除**。例如由脾胃气虚引起的头痛、发热，采用顺气和中汤或补中益气汤后，头痛、发热的主要症状已解，而面色㿠白、食少便溏、神疲乏力、舌淡脉虚等脾胃虚弱的兼有症状没有消除。

前方对头痛发热的主症已经治愈，已经取得了阶段性治疗效果，接下来应该以甘温益气、健脾养胃的四君子汤来固复本证。如果仍用前方，继服川芎、细辛、蔓荆子等辛散祛痛的药物，仍用升麻、柴胡升提清阳的方法，不但无益，反而会耗散气血，药过病所，促成新的病证。

（2）**疾病由原始病因引起新的病因，发生另一种病变**。如因肝气郁结引起的胁胀疼痛，寒热往来，又进一步由气滞发展至血瘀，由血瘀而引起发热，采用疏肝理气的方法，可显一时之效，停药后症状又可复发。这时必须改用活血化瘀的血府逐瘀汤。认为前方有效便继续服用，可因病深药浅而贻误病机。

于鹰：如果服药有效，是"更方"还是"不更方"，要具体病证具体分析，不能一概而论。如果是服药后不见疗效，是不是就要更方、改方了呢？

高洪春：这个问题也要辩证地来看。先来讲一下"不效更方"的问题。"不效更方"，看起来容易，实际上要改得准确，并不是一念所得。首先要考虑不效的原因在哪里，大体有以下几种情况。

（1）**方证相违**。辨证时对疾病的病因、病机、病证认识不清，或被假象所迷惑，治疗时采用了与病证相反的方法。如虚证误用泻法，实证误用补法，寒证投以凉剂，热证用了温药。如果属于这类情况，患者服药后不但不见效果，反而出现一些不良反应。

有些疾病患者表现错综复杂，虚实寒热难辨，就是很有经验的老专家有时也拿不准。只有先试探性地开几剂药，看看患者的反应如何，复诊时再根据情况定酌。如不效则考虑更方。

（2）**证候变化**。如高血压患者，初诊辨证为肝阳上亢，给以天麻钩藤饮加减，由于患者没有调理好生活，或由于其他诸多因素，如着急生气、饮酒、劳累等，复诊时病情加重，由肝阳上亢演变为肝风内动，出现肢体麻木、口角流涎、血压升高。这时就要更方易法，采用镇肝息风汤加减。

以上情况服药后不见疗效，根据证候的变化"不效更方"是理所当然的，但有些疾病，在治疗中即便不见效果，也不宜随便更方。这就是最后要讲的"不效不更方"。

有的疾病，发展至真元亏乏，沉疴痼疾，治疗时即便药证相符，近期也难以显效。再因医无定见，患者求愈心切，一不见效，便要更方易医，往往"欲速则不达"，结果越改越错，最后归咎于病证疑难，复杂缠手，而失去施治信心。

我有一位熟人，前段时间身体出现问题，寒热错杂，虚实相兼，开始找了一位医生，方中开生石膏60g，2剂，不效。又找了一位医生，方中桂枝30g，3剂，还是不行。今天大寒，明天又大热，不但治不好病，反而伤害身体。

因此，医生对久虚正衰和沉疴痼疾的患者，必须有明确的认识和长期施治的规划，否则，常因不效更方而失误。

于鹰： 这就是我们常说"更方易，守方难"吧。如果患者服用一段时间的方子，疗效仍不明显，医生很可能就心无定见，随意更方了。记得岳美中先生曾告诫我们："治急性病要有胆有识，治慢性病要有方有守"，也是强调了治疗慢性病守方的重要性。

高洪春： 的确是这样。周老也曾说过，对久病慢性顽疾，辨证时只要能够把握阴阳气血的盛衰关系，服药之后主观上没有不适的感觉，客观上不见不良现象，说明治法适宜，调补得当，即使疗效不显，也不要轻易更方易法，目标在于取得远期疗效。俗话说"得病容易好病难"，所以治疗一些慢性疾病，不能坚持遵法守方，没有耐心，常常是医疗失败的主要原因。

周老曾治疗一大动脉炎的患者，无脉症，右侧上肢测不到血压，腹主动脉血管杂音，方用阳和汤加益气养血之品，患者持方服用300余剂，病愈而恢复正常工作。（详见"附录——大动脉炎案"）

于鹰： 在实际临床中，"更方好"还是"不更方好"，决不能简单地一概而论，要具体情况具体分析，其核心问题就是周老所强调的要方随证变。对于任何病证的辨治，不仅要重视初诊时的审证立法，更重要的是在病证发展变化过程中，要准确把握其病机转化，认清证候实质。古人常说"用药如用兵"，医生临证时务必要有清醒的头脑，以免在更方问题上心无定见，束手无策。

（高洪春　于鹰）

在访谈过程中，高洪春老师介绍到周老强调辩证法思想时，提出"辨人识体"的观点，让我印象颇为深刻。无论是西医的辨病，还是中医的辨证，"病"和"证"的发生、发展都离不开"人"这一重要因素。如果撇开"人"的因素，只着眼于疾病，自然达不到理想的治疗效果。

同一客观条件下，有人会感邪染疾，有人则安然无恙。即使感受同一邪气，患者的表现也各不相同。如同感风寒，有的见有恶寒发热，有的出现头身疼痛，有的表现为咳嗽流涕。表现不同，病机迥异，治法也就各不相同。正如《灵枢·五变》中云："夫一木之中，坚脆不同，坚者则刚，脆者易伤，况其材木之不同，皮之厚薄，汁之多少，而各异耶。夫木之早花先生叶者，遇春霜烈风，则花落而叶萎；久曝大旱，则脆木薄皮者，枝条汁少而叶萎；久阴淫雨，则薄皮多汁者，皮溃而漉；卒风暴起，则刚脆之木，枝折杌伤；秋霜疾风，则刚脆之木，根摇而叶落。凡此五者，各有所伤，况于人乎。"

曾看过当代名医冉雪峰的一则医案，说的是某年武昌流行霍乱，有一对夫妇均受感染，同一天起病，都见有大吐大泻，出大汗，四肢厥逆，六脉全无，目陷皮瘪，腹痛筋转。若是一般医生诊断，多认为两人同时感邪，同日发病，症状相似，想必会用同样的方药进行治疗。但是冉老精心诊治后发现，一人有苔白、津满、不多饮、喜热、吐泻不大臭；另一人则见苔黄、津少、大渴、饮冷不休，吐泻甚臭。夫妇二人实则一人偏寒，一人偏热。寒多者用四逆汤，热多者用甘露饮。3剂以后，夫妻吐泻均止，四肢活而六脉出。倘若用一方，必有一人受害，甚至断送性命。

临床大家蒲辅周老先生也曾说："中医治病有一个秘诀，就是一人一方。"诊治病证时要细致全面，更应重视患者的特异性，才能增强用药的针对性，提高治疗效果。这既体现了辨证论治的灵活性，也是辨证论治的优势所在。

（于鹰）

访谈心得

周次清先生验案

高血压案

王某，男，62 岁，干部。1981 年 11 月 23 日初诊。

患高血压 20 余年，平时血压一般在 180/110mmHg 左右，经常服用复方降压片和硝苯地平等，血压不稳定。近 3 个月来服用中药治疗，更换几家医院和诸多医生，所服方药不外天麻钩藤饮、镇肝息风汤和杞菊地黄汤之类，效果不佳。现感头晕目眩，肢体麻木，面部潮红，失眠健忘，腰酸耳鸣，下肢时有轻度水肿，大便稀，每日 1~2 次。舌淡红苔白，脉沉弦。血压 190/110mmHg，心电图示电轴左倾。

西医诊断：高血压。

中医诊断：眩晕。

辨证：肾气亏虚。

治法：补益肾气。

处方：自拟益肾降压汤加味。

桑寄生 30g	女贞子 12g	牛膝 30g	仙灵脾 30g
炒杜仲 12g	泽泻 30g	炒枣仁 30g	天麻 12g

水煎服，每日 1 剂。

12 月 8 日二诊：服用上药 14 剂，感头晕肢麻、腰酸耳鸣减轻，仍失眠健忘，大便稀，晨起即泄，舌脉同前。测血压 170/100mmHg。考虑患者有"五更泄"之虞，以上方合四神丸，加补骨脂 12g、吴茱萸 5g、肉豆蔻 12g、五味子 6g。水煎服，每日 1 剂。

12月24日三诊：服用上方14剂，感觉良好，诸症明显减轻，"五更泄"痊愈，舌淡苔白，脉弦。查血压140/85mmHg。嘱原方继服10剂，以巩固疗效。

（《周次清学术经验辑要》，山东科学技术出版社，2001：176-177.）

温胆汤治疗胸痹案

张某，男，60岁。1992年5月12日初诊。

患者胸闷憋气、胸痛、心悸2年余，体胖、头晕、失眠、胃脘痞闷，大便偏稀，每日2次，舌质红苔薄白微腻，脉结代。心电图示慢性冠状动脉供血不足、频发室性早搏。心率80次/分，律不整，早搏6次/分左右。

西医诊断：冠心病，心律失常。

中医诊断：胸痹。

辨证：痰浊郁阻，心神不宁。

治法：化痰泄浊，养心安神。

处方：温胆汤加减。

半夏12g	茯苓15g	枳实6g	甘草6g
黄连6g	党参30g	葛根30g	炒枣仁40g

水煎服，每日1剂。

治疗经过：服上方6剂，诸症均有所减轻。2天前因劳累又感胸闷憋气、胃脘痞闷撑胀，舌脉同前。上方加前胡15g、砂仁6g，服药后感觉良好，以此方加减化裁，共服药42剂，至7月18日，患者自觉症状完全消失，心律规整无早搏。心电图明显改善，属正常范围。

（《周次清学术经验辑要》，山东科学技术出版社，2001：29.）

柴胡疏肝散治疗胸痹案

林某，男，43岁，1991年11月5日就诊。

患者胸闷、憋气、有压迫感，时有胸胁疼痛1年余。每因情志不畅或劳累则病情加重，睡眠欠佳，易急躁，时有嗳气腹胀。舌质淡红，苔薄白，脉弦。多次查心电图均示心肌缺血，ST 段普遍水平下移 1~2mm，T 波双向、倒置。曾服用硝苯地平、活心丹等多种药物疗效不佳。

西医诊断： 冠心病。

中医诊断： 胸痹。

辨证： 肝郁气滞证。

治法： 疏肝理气。

处方： 柴胡疏肝散加减。

柴胡 20g	香附 12g	白芍 18g	枳实 6g
川芎 10g	陈皮 10g	炒酸枣仁 30g	葛根 30g

甘草 6g

水煎服，每日 1 剂。

治疗经过： 服上方 6 剂，感胸闷、憋气和腹胀明显减轻，睡眠较前好转，查心电图较前略有改善。前方加细辛 3g、前胡 15g，又服 6 剂，患者感觉良好，又因劳累患者出现头晕、眼花，血压 105/75mmHg。以前方加黄芪 30g、五味子 6g，服 6 剂，患者自觉症状完全消失，心电图恢复至大致正常。

（《周次清学术经验辑要》，山东科学技术出版社，2001：27.）

血府逐瘀汤治疗胸痹案

李某，男，62 岁，1992 年 4 月 11 日就诊。患者胸痛 3 年余。情绪波动或每到夜间胸痛发作，疼痛较剧，持续数分钟，含硝酸甘油后缓解，胸痛发作时伴有心前区压迫感，时有头晕心悸，大便偏干。舌质紫暗有瘀斑，苔薄白，脉沉涩。心电图示慢性冠状动脉供血不足，血压 140/90mmHg，心率每分钟 80 次，律整，心尖区可闻及 3 级收缩期杂音，S_4。

西医诊断： 冠心病。

中医诊断： 胸痹。

辨证： 心血瘀阻。

治法： 活血化瘀止痛。

处方： 血府逐瘀汤加减。

柴胡 15g	枳实 6g	赤芍 15g	当归 10g
川芎 6g	桔梗 6g	牛膝 12g	桃仁 10g
红花 6g	延胡索 10g	五灵脂 10g	细辛 3g
生地黄 12g			

水煎服，每日 1 剂。

治疗经过： 上方服 12 剂，胸痛明显减轻，大便正常，有疲劳感。前方去生地黄、桃仁、延胡索，加黄芪 18g，又服 12 剂，胸痛基本消失，复查心电图有明显改善。

（《周次清学术经验辑要》，山东科学技术出版社，2001：32-33.）

大动脉炎案

杨某，女，40 岁，小学教师。1978 年 3 月 12 日初诊。

患者头痛、头胀 15 年。1964 年在当地医院诊断为高血压，曾用各种降压药物治疗，效果不明显。1977 年被某军区总医院确诊为腹主动脉炎，用青霉素、扩张血管药及中药活血化瘀治疗，并不见效。头痛头胀，心慌气短，口干口渴，口苦，小便黄，两下肢发凉，酸麻无力，走路酸痛。

检查： 上腹部可闻及收缩期杂音，主动脉瓣区闻及舒张期杂音。血压 176/117mmHg，足背动脉搏动消失。舌质暗红，苔黄腻，脉沉弦滑。心电图示左室扩大及心肌劳损。

西医诊断： 腹主动脉炎。

中医诊断： 脉痹。

辨证： 湿热郁阻，经络不通，兼气血亏虚。

治法： 初用祛湿清热、佐以益气活血通络以治标，继用益气养血、通络复脉以固本。

处方： 四妙丸合桃红四物汤加减。

土茯苓 30g	生薏苡仁 30g	黄柏 9g	牛膝 12g
生黄芪 30g	丹参 30g	赤芍 12g	川芎 6g
当归 9g	桃仁 9g	红花 6g	

水煎服，15 剂，每日 1 剂。

6月16日二诊：患者自述服药15剂，症状无增减，因来诊不便，持方继服27剂后，自觉头痛、头胀明显减轻，口已不干、苦。服至60剂，两腿不觉酸痛。仅在气候阴冷时下肢有凉麻感，行走乏力。足背动脉已能摸到搏动，血压117/78mmHg，舌质淡红，苔薄白，脉沉细。此时证以本虚为主，方用阳和汤合圣愈汤加减。

熟地12g	鹿角胶（烊化）9g	肉桂6g	炮附子9g
麻黄3g	生黄芪30g	当归9g	白芍9g
川芎6g	党参30g		

水煎服，30~60剂，每日1剂。

1980年10月12日三诊：患者持上方服用300余剂，自觉无任何症状，血压始终维持在136.5~116.8/87.8~78mmHg，听诊腹部杂音消失，已恢复正常工作1年。

（《周次清学术经验辑要》，山东科学技术出版社，2001：165-166.）

推荐参考资料

［1］高洪春，杨传华，周建国. 周次清学术经验辑要［M］. 济南：山东科学技术出版社，2001.

［2］高洪春. 中国百年百名中医临床家丛书内科专家卷——周次清［M］. 北京：中国中医药出版社，2014.

［3］周次清. 从"效不更方"谈起［J］. 山东中医学院学报，1985，9（3）：53-55.

［4］丁书文. 周次清与他的心血管病研究［J］. 山东中医杂志，1989，8（2）：36.

［5］高洪春. 周次清教授及其学术思想［J］. 山东中医杂志，1990，9（4）：40-41.

［6］高洪春. 周次清教授三法变通治病窦的经验［J］. 新中医，1994（5）：1-2.

［7］高洪春. 周次清教授治疗冠心病的经验［J］. 山东中医学院学报，1994，18（2）：116-118.

［8］姜萍. 周次清教授辨治冠心病思路谈［J］. 中医研究，2006，19（4）：48-50.

［9］宫海民，段文卓，王欣，等. 周次清益气活血治疗心系疾病经验［J］. 山东中医杂志，2006，25（6）：420-421.

皓首穷经，悬壶济世

——徐国仟先生方药经验访谈

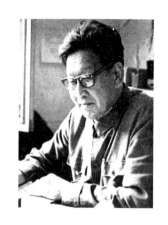

徐国仟先生

徐国仟先生（1921~1995），山东省黄县（今龙口市）海云寺徐家村人，教授，博士研究生导师，全国教育系统劳动模范，享受国务院政府特殊津贴。

先生幼年入读本村私塾，后转入烟台等地学校读书。因母亲常年患病，乃立志学医。1941年考入施今墨创办的华北国医学院。1944年，毕业后成为施今墨先生入室弟子随施师诊病，继续临证深造。

1947年，先生经考试取得了行医执照，开始在烟台正式悬壶应诊。因其医学基础深厚，又经名师指点，加之先生对医理体悟和临证实践相结合，中西医结合诊查方法也不断提高，医术日臻精湛。

1948年烟台解放，先生发挥自己的专业特长，积极投入了爱国卫生运动中。1953年，积极响应公私合营，带头筹建烟台市第二联合诊所，并出任所长。1958年，山东中医学院成立，先生作为创业伊始的第一批教师，开始了教书育人的生涯，曾任热病教研组主任，主讲《伤寒论》等课程，并组织编写《伤寒论讲义》。

1977 年，学校成立"中医文献研究组"，由先生作为负责人。1978 年 11 月，中医文献研究小组改为中医文献研究室，为专门的中医古籍整理与研究机构，先生出任研究室主任。

　　先生一生宁静淡泊，生活俭朴，皓首穷经，勤于著述。他主编或参编的主要著作有《伤寒论讲义》《黄帝内经白话解》《灵枢经语释》《针灸甲乙经校释》《黄帝内经素问校释》《六因条辨》《内经素问吴注》《伤寒温疫条辨》《针灸医籍选》《针灸甲乙经校注》《中医文献学》《中医文献学概论》《目录学》《版本学》等。

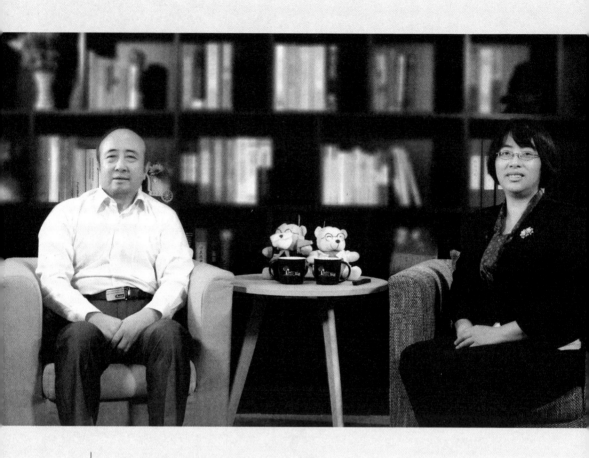

访谈主题：徐国仟先生方药经验
访 谈 人：姜建国 —— 曲夷

姜建国，山东省荣成市人。1978年考取山东中医学院首届伤寒专业研究生，师从徐国仟先生，1981年毕业留校工作，教授、博士生导师，山东省省级教学名师，山东省名中医药专家，国家中医药管理局"姜建国名医工作室"负责人，第五批、第六批全国老中医药专家学术经验传承指导老师，主持国家中医药管理局"齐鲁伤寒学术流派"建设项目，主编全国统编教材4部。

访谈专家

治学特点

曲夷：徐老阅历丰富，读过私塾，有扎实的传统文化功底，也就读过烟台等地的新式学校。学习中医是在施今墨先生创办的中医学校，这所学校不同于传统的师带徒，授课内容中西兼通。而后他行医、讲学、著书，还有很多的社会兼职。姜老师，您认为这些经历，对徐老产生了怎样的影响？

姜建国：丰富的人生阅历，对先生做人、做学问都产生了影响。

在做人方面，先生为人宽厚，和蔼可亲。对学生、对晚辈总是体恤关怀。

在做学问方面，先生的最大特点就是"博"。他倡导博览群书，百家争鸣，要求大家独立思考，大胆创新，不拘一家之言，他常说"有争鸣才有发展，有争鸣才有统一"。

曲夷：1956年的时候，徐老已经在烟台从事临床工作多年，在当地很有威望。他却只身来到济南，从事中医教学工作。姜老师，您能谈一下当时徐老在济南工作、生活的情况吗？

姜建国：先生来到济南后，师母、子女都在烟台老家，他一个人生活了几十年，极其清苦，经常凑合着吃点，身体状况也不好。直到他70多岁的时候，才把师母接到身边。家中没有电视，没有冰箱，没有沙发，只有书。经过我们弟子的劝说，才买了台黑白电视机，又经过我们的劝说，才每天陪着师母看看晚间新闻联播，看完就回书房读书、备课、写作。

对于研究生，先生要求格外严格，经常督促、教导我们认真刻苦地读书，他常说"学无捷径，唯有苦读"。只有博览群书，知识才会渊博，思路才能宽广。然后由博返约，才能做到融会贯通，不迷不误，取得事半功倍的效果。

我读研究生的时候，几乎每个星期都要到先生家两三次，回想起来三年的读研期间，我问了他无数个问题，不光是《伤寒论》的问题，还包括其他学科的问题，竟然没一个问题能问倒他。而且一个问题，他常常会举一反三地举出很多问题来。有时候他会笑笑，说"关于这个问题啊，你再看看谁谁他在哪本书上怎么说的"，甚至告诉你哪本书、哪一章是怎么说的，我回来再找着看。后来，先生调到了文献所，成为国家首批两名中医文献学博导之一。

曲夷：中医文献的整理研究是一项艰巨而复杂的工作，不仅要有高深的中医基础理论水平，而且要有文献整理所必备的目录学、版本学、校勘学和训诂学方面的知识，同时，也要有宽广的文史哲知识。

姜建国：是的。先生为了适应这项工作，数十年如一日，阅读了大量书籍，可以说，是经史子集无所不览，笔记杂传无所不涉，为从事中医古籍整理奠定了基础。

在大家共同编著期间，先生曾担任中医古籍华北、山东片评审组成员，山东片评审组组长，他甘于默默无闻地做着艰苦的工作，不仅将自己承担的项目按期保质保量地完成，而且对山东片所有编写的古籍整理初稿，逐一认真审阅，即使寒暑假也从不休息。

先生晚年，一直致力于《伤寒论》学术史的断代研究，并指导研究生完成了《〈伤寒论〉学术研究史略》的研究工作；及《〈伤寒论〉文献通考》的编纂。

曲夷：徐老对事业执着追求的精神、渊博的学识，"中庸""和"的治学风格，兼容并蓄的学术特点，虚怀若谷的处世风范，得到了全校师生的尊敬。1992年10月先生成为我校首批享受国务院政府特殊津贴的学者；1993年6月，先生被评为全国优秀教师，荣获全国优秀教师奖章。1994年被评为全省卫生系统先进工作者。

学术心法

曲夷：在 2006 年出版的《徐国仟学术经验辑要》中提到"于无字处读出医理是先生治学的一大特点"。如对《伤寒论》原文 28 条桂枝去桂加茯苓白术汤证治的分析，先生认为不可死于句下，当跳出原文理解。

姜老师，您在个人学术专著《伤寒思辨》中，有围绕这段条文的专篇文章，请您具体谈一下有关这一条的争论问题。

姜建国：这是《伤寒论》中就一段条文、一个方证争论最大的问题，我曾经就这个问题请教先生多次，先生一直是引而不发，让我自己思考分析。他只提出问题：按照用药思维的常法，翕翕发热当用桂枝，小便不利当用桂枝，仲景为什么去桂？是否可以跳出本条去分析理解？

在先生的启发下，我跳出原文，重点围绕仲景桂枝、芍药运用的特点和思路来琢磨，终于明白，桂枝虽然解表化气，但本条关键在于水气内结，芍药苦泄而通利小便，故而去桂用芍。并分别从常变观、历史观、矛盾观、系统观以及源流观几个角度进行分析论证，写出《思维方法与去桂之争》的论文，得到了先生的认可，发表于《北京中医药大学学报》。

曲夷：徐老擅长运用文献考据的方法解读《伤寒论》中的疑点争论问题。如：结合《易经》解读六经欲解时；考察上下两千年的中医学发展脉络，纵横研究大量伤寒、温病论著之后，探讨伤寒、温病之争；考查伤寒版本，探讨错简重订与维护旧论派之争等。

其中，关于寒温之争，徐老认为："今天看来，其不足之处在于其证治用药偏于温而略于寒。这种不足是限于条件、囿于历史，还是因为病种不同，应当细心考察。"

徐老以历史唯物主义和辩证唯物的观点认识寒温之争，平正公允，不偏不倚。也提示我们，由于时代变迁，外感病发病特点也有变化，得正确认识古方今用的问题。

姜建国：受先生以上学术观点的影响，结合个人临床所见，我在临床上治疗外感病用过后世的时方如银翘散等方，也经常用到桂枝汤、葛根汤、大青龙汤等经方。并结合体质学说提出营热外感新说，创"清营解外表方"获得国家基金课题。可以说，我在学医、行医的道路上，取得的每一点进步和成绩都离不开先生的鼓励、启发和教导。

曲夷：很多人认为，现在临床上适合用桂枝汤、麻黄汤治疗的外感病不多见了，您能分享下用方经验吗？

姜建国：我讲一个自己刚上临床时感冒误治的案例。

这是一位老年妇女。感冒以后，不发热，轻微恶风，周身酸楚，头目昏蒙，鼻塞，无汗，咽部不适，舌淡红苔薄白，脉不浮而弱。初诊按惯性辨证思维诊为风热感冒，处以银翘散，仅服了半剂药，胃脘和身体极为难受，不敢继续服用。患者复诊的时候，经过详细询问，发现患者素有红斑狼疮病史，平时体质就较为虚弱，阴气阳气都不足，应该属于虚人感冒，与桂枝汤，用了之后一剂轻，二剂愈。

本案的误治说明了一个问题，尽管《伤寒论》原文中多次讲到有汗出的症状，但这只是仲景在强调太阳中风证的特点和桂枝汤证适应证的常法。具体到临床，就不可一概而论。也就是说，桂枝汤证不一定都是"汗自出"的。《内经》讲"阳加于阴为之汗"，像本案这样的老年患者，阴气阳气都不足，即使感受了外邪也不一定会出汗的。而我们医生一旦运用惯性辩证思维考虑问题，眼睛里就光看到"病"，而看不到"人"了，只知道刻板地执着于"汗自出"，治疗的结果可想而知。

曲夷：说到古方今用，不仅指的是东汉末年《伤寒论》上的方子可以治疗现在的外感病，还指的是，《伤寒论》上的方子不仅仅能治疗外感病，还能活用于临床上的很多疑难病。麻黄汤是太阳伤寒证主治方，您曾经用这首方治疗了一例脑瘤术后全身水肿的患者，请您给我们讲讲这个患者的辨治经过。

姜建国：这个患者颅脑手术后全身浮肿，小便不利，胸膈满闷，痰出不畅，做了气管切开术，配合吸痰，神志时清时昧。用了西医利尿药水肿不退。请我过去会诊，看完之后，我开了一剂麻黄汤加车前子。在场的几位大夫都说麻黄汤不是发汗解表的方吗，怎么能用来治这么重的病？问这是什么道理。我只回答了八个字：开提肺气，通调水道。

作为中医大夫，见水肿、小便不利，就用西药利尿；见胸闷痰咳出不畅，就行气管切开，这就抛开了中医辨证求本的治疗思维和特色。

这个患者肺气郁闭不宣，水道肃降不利，所以出现小便少而水肿；胸阳郁闭不宣，则胸膈满闷；胸肺痰水阻滞，清阳难以上升，故神志时清时昧。虽然见症于上下，病本却在于肺。

《伤寒论》中的麻黄汤，以麻黄发越胸阳开提肺气，正应此病之治。更何况麻黄汤中还有麻黄与杏仁宣发与肃降相反相成之配伍，桂枝温阳化气行水之功效。

患者服3剂麻黄汤，结果胸闷得除，小便渐多，水肿消退，神志亦清，改五苓散合二陈汤善后。我经常听到有的中医大夫讲，麻黄汤临床根本用不上，本治例就说明，不是麻黄汤临床无用武之地，而是一些医生只知常而未能达变。

曲夷：有些临床医生只重视经验总结，不重视理论学习。读书也只看与临床相关的几部经典，这样很容易造成对经典的误读，对疾病认识的偏颇。徐老做过几十年的临床大夫，兼有深厚的文献功底，使他认识问题更加中正，能够指引后学以方向。

姜建国：《伤寒论》中脉法的内容丰富，在老师的指导下，我阅读了当时图书馆收录的所有相关文献，完成了硕士毕业论文"《伤寒论》脉法研究"，文章一些有创见的观点，得到参加答辩的刘渡舟、陈亦人等专家的肯定。

曲夷：研究生毕业后，您毕业留校，主讲《伤寒论》，也曾经担任过中医全科医学的学科负责人，被评为省级优秀教师，也是全国第五批名老中医药传承指导专家。您认为，徐老的指导，在学术研究、临床工作的哪些方面对您产生了影响？

姜建国：受老师的影响，我对《伤寒论》的研究重视追本溯源，认为只有理清学科发展脉络，才能对《伤寒论》、对六经辨证有准确的定位。

我不赞成将《伤寒论》视为论述外感病的专书，也不同意传统上将六经辨证与卫气营辨证、三焦辨证并列，视为中医外感病辨证的三大纲领。《伤寒论》尽管名为"伤寒"，尽管六经均有外感表证，但是《伤寒论》的绝大部分内容讲的不是外感伤寒病，而是"坏病"，六经辨证自然也不是外感病辨证的大纲。我的理解，《伤寒论》是拿外感病说事。也就是说，《伤寒论》是以阐述外感病为契机，揭示疾病复杂性辨证论治思维的。所以，我给《伤寒论》下的定义是：《伤寒论》是以外感病为契机论述疾病辨证论治的医书。

曲夷：您认为六经辨证特色是什么？现在我们仍然要学习《伤寒论》的原因是什么？

姜建国：谈到为什么要学习《伤寒论》，自然有人要说到经方临床特别好用，也就是说经方的使用价值很大。毋庸置疑，经方组方简捷，疗效确切，被后世医家所推崇，亦为现代医家所喜用，这都是张仲景"博采众方"的结果。正因为如此，历代医家都极为推崇"有是证便用是方"，我不太同意这种观点。因为这样就很容易将《伤寒论》视为一本验方之书，从而淡化和削弱《伤寒论》的价值，进而将六经辨证教条化、庸俗化。

我始终认为《伤寒论》对中医学的巨大贡献应该是"六经辨证"，亦即六经辨证所涵示的辨证论治思维方法，尤其是辨证论治思维中的变法思维、恒动思维、相对性思维、整体性思维、发散性思维、司内思维等复杂性辨证思维。

对《伤寒论》复杂辨证思维的学习与思考，对我临床上辨证复杂、疑难病证提供了思路。

诊疗经验

曲夷：徐老擅长以平常方治重病。如噎膈后期，饮食不下、二便不通，徐老认为该病病理因素包括气、痰、瘀血，治疗习以严用和《济生方》提出的"调顺阴阳，化痰下气"为原则。以此为法，徐老曾以温胆汤加味调治一例食管癌的患者。

姜建国：对于癌症治疗，中医有一原则，即人瘤共存。亦即重在改善患者症状，提高生存质量。先生治疗噎膈就体现这一原则，用温胆汤加减化痰下气，取得良好的疗效，而不是一味应用具有抗癌作用的解毒药。我在癌症的治疗中也秉承了先生的理念，只是在人瘤共存理念的前提下也重视解毒抗癌，因为癌症在中医看来，终究是"毒"邪的凝结。

曲夷：《伤寒论》涵盖理法方药四个方面。虽然原文中较少说理，但仔细研读原文，仍然可以为临床辨治疾病找到思路。

譬如臌胀，早期肋下痞块尚柔软，以乏力为主，先生认为脾气虚是矛盾的主要方面，其治疗重在健脾抑肝、疏肝。只有补气健脾促使脾功能恢复，肿大的包块才会随病情好转而恢复正常。这正是张仲景"见肝之病，知肝传脾，当先实脾"理论的具体运用。

姜建国：先生临床十分重视脾胃，即使臌胀这种肝气实的重病，也主张顾护脾胃，肝脾理论得心应手。

曲夷：重视"保胃气"的辨治思想贯穿于《伤寒论》六经病篇。姜老师，您提出《伤寒论》有不虚而补的治法思维，请您具体讲解一下。

姜建国：《内经》讲"虚则补之"，这是中医关于补法的基本原则，但是这不能理解为有明显的虚损症状才能用补虚的药物，才要考虑顾护脾胃。比如说，《伤寒论》原文96条讲了小柴胡汤主治的典型病证。这条的四组症状，"往来寒热，胸胁苦满，默默不欲饮食，心烦喜呕"没有一个是虚证，即使是"不欲饮食"，也不属于脾虚，而是胆气犯胃所导致的。根据中医"司外揣内"的常规辨治思维，外面没有虚证，治疗是绝对不能用补法和补药的，而小柴胡汤仅仅7味药就配伍了3味补益药，明明不虚反而补之，显然是不符合常规治法的。

曲夷：小柴胡汤这种不虚而补（组方配伍）的根据又是什么呢？

姜建国：这的确是我们需要思考的问题。我们可以先引用《金匮要略》的"见肝之病，知肝传脾，当先实脾"作为借鉴。如果是顺文释义的话，见肝之病，是说外面见到的是肝脏为病的脉症和体征，在正常情况下，应该先治肝，但是张仲景却讲"当先实脾"。这是什么道理呢？道理就是中间的四个字——知肝传脾。也就是说，当先实脾的治法是根据肝脾之间的脏腑关系而确立的，并不是根据司外揣内辨证论治思维决定的，这种辨证论治思维《内经》叫作"司内揣外"。

小柴胡汤的不虚而补的治法和人参、大枣的配伍，也体现了这种辨治思维。只是根据的不是肝和脾之间的关系，而是少阳位于半表半里、主持枢机的特点。正邪分争在这个位置，呈现出你进我退的拉锯战状态，用张仲景的话说，叫作"正邪分争，往来寒热"。在这种情况下的治疗，除了用柴胡、黄芩等直接祛除邪气外，还应该运用"以补为泻"的特殊治法。也就是说，用补的方法以达到泻邪的目的。像这种不以外在的脉症确立治法和处方用药的治疗思路，显然体现了司内揣外的辨治思维。

曲夷：在刚才的分析当中，您再次强调了辨治思维的重要性。从《伤寒杂病论》原文来看，不论是坏病治疗原则中的"知犯何逆"，还是您刚才提到的"知肝传脾"，都是强调了审证求因、辨证知机的重要性。整体地、动态地认识疾病，才是辨证论治的关键所在。

徐老也擅于活用经方治疗疑难病证，例如：以当归芍药散治疗中风后遗症；麻黄细辛附子汤治疗水肿；小青龙汤治疗抽搐，等等。姜老师，请您谈一下，在这些案例中是如何体现了中医辨治思维特点的。

姜建国：我重点谈谈先生用麻黄细辛附子汤治疗水肿，关键是双下肢浮肿。下肢浮肿，属于水气在下，而麻黄主要是开提发散肺水，何况此方在《伤寒论》中也是治疗少阴表证的，但先生认为病机属于肾阳不足寒湿太重，因此用此方加利水药温暖肾阳、开提上焦、通利水道，可谓善用经方者。

曲夷：刚才讲到麻黄细辛附子汤，这首方中的3味药物，都是《药典》中对药量有严格限制的药物，现在如果直接按照 1 两 = 15g 折算，用量都大大超出了限制用量。而徐老的案例中，三味药的药量较原方用量小，都在限定范围内，也取得了很好的效果。您是如何看待经方药量的？

姜建国：徐老常引用宋代伤寒大家许叔微的话"师仲景心，用仲景法，则未尝泥仲景之方"，体现出重视经典，但绝不死板教条的治学态度。这更是具有现实意义，对当前诸如用仲景方不许加减、用仲景方不用时方等奇谈怪论是一棒喝。

张仲景遣用方药很重视药量，既有规矩大法，又灵活多变。关于经方的药量问题，还有一种看法，就是凡是仲景方，在临床的具体运用中，不但不能改动药物，更不能改动药量。也就是说，必须严格遵照经方原来的药物、药量。据说是不这样做的话，经方就不管用。

千百年来的临床实践证明，经方是非常有效的。但是经方的有效，并不是照搬原方、原量达到的，而恰恰相反，是通过临床经方的活用而达到的。人体是不会机械的按照经方的药量而生病的，张仲景讲的"随证治之"，其中这个"治"的内容毫无疑问包括药量，而这个"随"字本身就提示了灵动的辨治思维。可见，主张不许更动经方药量的说法，本身就违背了张仲景的治疗学思想。

曲夷：请姜老师为我们介绍一下您个人依据伤寒理法活用经方的心得。

姜建国：1982 年我毕业后工作不久，曾经用经方治疗过一例怪病。这是一个 20 多岁的女青年，感冒发热服了阿司匹林之类的解热镇痛药，汗出太多。这以后不发热了，上午起床，手一按，左手腕关节脱臼了。自己到医院，外科给她手法复位，就回去了。睡午觉醒后，一翻身左侧髋关节脱位，被家人抬到了医院。从这以后，3 天之内连续性地腕关节、髋关节脱位，西医大夫只能在脱位后复位，没有根治的方法，于是改来中医院治疗。诊脉时发现患者手很凉，连手腕部都很凉。患者述从小就好冻手、冻脚、冻耳朵。这是"内有久寒"，体质上有阳气不足。根据手凉、脉细这两条，当时就想到用当归四逆汤，因为患者从小就好冻手、冻脚、冻耳朵，说明脏腑有陈寒痼冷。所以选用了当归四逆加吴茱萸生姜汤。用了 3

剂。3天后复诊，述服第一剂药后还有一次脱位，第二剂药后没再脱位，现连续两天没脱位，敢下地走了。又吃了3剂。前后吃了6剂药后再没脱位。

频繁的、没有任何外力的关节脱位，属于怪病的范畴。如果说方证相应的话，恐怕找不到一个方剂能够治疗关节脱位，因为古今医著方书没有任何记载。之所以运用当归四逆加吴茱萸生姜汤，而且取得了很好的疗效，是根据患者的脉症，判断病机是血虚内寒。换句话说，是当归四逆加吴茱萸生姜汤与血虚内寒的病机相应，证明方机相应才是六经辨证的精髓和灵魂。否则什么异病同治、同病异治等等都不能够成立。

曲夷：看来用好经方，不但要熟读经典，更要有灵活的辨证思维，擅于总结分析，才能不断提高。

（姜建国　曲夷）

访谈心得

　　我校伤寒教研室的前身，是伤寒、温病合二为一的热病教研室，徐国仟先生是建校之初的第一届主任，为教研室建设打下了坚实基础，并主持编写了《伤寒论讲义》自编教材第一版。该教材历经4次修版，沿用至今，使得山东伤寒学术研究始终保留自身特色。先生为人宽厚，对待后辈体恤关怀，他勤奋严谨、奖掖后学的精神也成为教研室沿袭的优良传统。

　　姜建国教授作为先生的弟子，在课堂讲授、学术讲座中，常常提及先生学识广博，待人谦和。修身以治学，姜老师常说性格不同，做学问的风格也有不同。李克绍先生耿直诚恳、徐国仟先生儒雅谦逊。李老治学求其"深"，对争论问题坚持个人观点。徐老治学求其"博"，常能致中求和。老师常以先生们的治学成就激励我们，提醒大家"做学问造不了假，有没有深厚的基础，下没下过苦功，行家一交流就知"。

　　关于为师之道，姜老师也曾教导说："不要以自己这代人的标准要求学生。李老、徐老没有要求我照他们的路子走。对你们我也是这样想的，每一代人有每一代人的特点，不能重复老路。对学生要宽容、理解，让他们有自己的发展空间。学生里有些观点跟我不同，只要他踏实努力地做了一份工作，就要积极肯定……"

　　仰仗前辈，励志克己，启发后学，这应当就是传承之道。

（曲夷）

徐国仟先生验案

臌 胀

徐先生认为，臌胀多由肝病或血吸虫病等引起，并与长期饮酒、营养不良和精神因素有关。这些原因均能损伤肝脾，而致疏泄、运化功能失常。

肝气郁则血行滞，壅阻肝脉；脾失健运则气滞湿阻，水湿内蕴或湿蕴化热，湿热壅积中焦，气血水三者相搏结，渐成臌胀。

治疗重在调理肝脾，逍遥散是最常用的方剂。气滞重者加郁金、枳壳、香橼；有瘀血者加红花、山楂、泽兰、益母草；肝脾肿大者最善应用柴胡与牡蛎配伍，以达解郁、软坚之功。

腹水严重者，切不可孟浪从事，要标本兼顾，健脾温肾利水择时而用，甘遂、芫花等攻逐之品用之宜慎。

对于脾虚肝旺症见腹有积聚、腹胀、少量腹水、足肿者，用朱丹溪小温中丸甚效。小温中丸：半夏、陈皮、茯苓、甘草、白术、香附、神曲、苦参、黄连。

如一中年男性，肝腹水患者。病史3年，经常疲乏无力，饭后腹部胀满，足踝部轻微浮肿，舌淡，苔白腻，脉弦细，证属脾虚肝旺，予小温中丸加味：半夏10g、陈皮10g、神曲10g、茯苓15g、白术10g、香附10g、黄连5g、苦参10g、车前子（包）30g、生甘草5g、大腹皮10g、草豆蔻5g。上方服5剂后，胀满好转，浮肿基本消失，嘱继服3剂，饮食增加，一仍乏力。守方用药月余，该患者终告痊愈。

又如，某女，工人，50 岁，肝硬化腹水 5 年，肝脾肿大，面黑，舌淡，脉细，辨证为肝脾不调，瘀血阻络。处方：柴胡 10g、当归 10g、白芍 10g、白术 10g、茯苓 10g、炙鳖甲 5g、三棱 5g、土鳖虫 5g、泽兰 30g、黄精 10g、丹参 15g、鸡内金（研冲）3g，服药 30 余剂，脾缩至正常，质较前柔软，一般情况较好，恢复工作。上药 6 剂料，配成 9g 重蜜丸，每日 2 次，每次 1 丸。

上述治法，总的原则不离健脾抑肝疏肝。至于血瘀的形成，徐先生认为除气滞、热迫之外，还有一个重要原因是气虚。气虚推动无力，气血运行迟滞则血瘀。臌胀早期乏力为主。肋下痞块尚柔软，脾气虚是矛盾的主要方面，只有补气健脾，促使脾功能恢复，肿大的包块才会随病情好转而恢复正常。此时不宜过早使用活血祛瘀药物。这是张仲景"见肝之病，知肝传脾，当先实脾"宝贵理论的具体运用。

中 风

徐先生治疗中风，既用《伤寒论》方，也采用时方，随实际情况的需要，还时用自拟方，毫无偏见。徐先生常引用宋代伤寒大家许叔微的话"师仲景心，用仲景法"，则未尝泥仲景之方。

中风失语是常见症，徐先生应用神仙解语丹颇多应手。从师期间曾遇一女性患者，62 岁。既往血压偏高，活动时突发中风不语，四肢活动好，CT 示基底结节区小灶梗死，在家曾用脉络宁、胞二磷胆碱 5 天，效果不明显。查患者舌淡胖，苔白腻略厚，脉弦滑。徐先生听完病家报告，信手疏方，并嘱患者试试看。方药如下：白附子 12g、石菖蒲 12g、远志 6g、羌活 9g、南星 9g、天麻 9g、木香 6g、全蝎 3g、郁金 9g，姜汁数滴为引。用药 5 剂，病情明显改善。又连用 10 剂，停用输液，语言竟自然如初。徐先生说，神仙解语丹虽为清代时方，但对痰阻心窍、神志郁塞、心胸闭滞所致的失语，可以起到开窍通郁的作用。

中风偏瘫日久，不少患者伴发偏瘫肢体浮肿，医者颇感头痛。徐先生认为这与血瘀阻络有关，《金匮要略》所说的经水前断后病水的血分病不单指妇女病，对中风偏瘫同样有指导作用。因先偏瘫日久而瘀成，后水道不通而浮肿，故可选用当归芍药散，通络利水，这是徐先生对经方的灵活发挥。我们在临床上多次应用该方合补阳还五汤治疗偏瘫肢体浮肿，长远疗效非常满意。

消渴合并中风也是临床难症之一。徐先生认为病乃属本虚标实，以气阴两虚为本，经脉瘀阻为标。因消渴日久，耗气伤阴，气虚则血行无力，阴虚则热灼津血。气阴两虚使血行涩滞不畅，继而脉络瘀阻。消渴病中风一般发生在消渴病中晚期，此时病情较为复杂，辨证应把握病机，不执死方以治活病。徐先生常从气阴两虚、气虚血瘀论治，采用自拟方益气养阴，活血通脉，常用药如黄芪、苍术、玄参、生地、牛膝、地龙、当归、红花、丹参，标本同治。

肺 痨

有关肺痨，徐先生谈论较少。从师学习已是 20 世纪 90 年代，肺痨病已少有人谈起。但徐先生关于白及和泻心汤治疗肺痨咳嗽的医论却记忆犹新。

白及，又名白根，南宋洪迈《夷坚志》中首载：台州监狱收一死囚，懂得医道。有一狱吏怜悯他，对他照料得很好，死囚很受感动。一天他对狱吏说："我有一秘方，治疗呕血、咯血，其效如神。方用白及为末，米汤送服。"狱吏牢记在心，并告之其友洪贯之。后洪贯之赴任外地，见一侍卒咯血不止，生命垂危，即用此方，果然止住了咯血，挽救了侍卒性命。徐先生中青年时代也值肺痨高发期，常用此药治疗肺结核出血，效果很好。泻心汤是指大黄黄连泻心汤。该方研末以沸水冲泡，10 分钟后取上清液，少量频服，治疗热伤肺络的咯血效如桴鼓。

以上两则，学生曾于临证中试用泻心汤救治咯血，效果快速而好。益信徐先生临床经验丰富。

噎 膈

徐先生认为，噎膈之"膈"除格拒不入、饮食难下之外，尚有"关格"之义。既指症状，也含病程。噎膈后期，饮食不下或食入即吐，并有二便不通，故言有"关格"义。该病原因主要与精神因素有关，"夫百病皆生于气"，噎膈尤为突出。病理因素包括气、痰、瘀血，所以治疗习以严用和《济生方》提出的"调顺阴阳，化痰下气"为原则，用平常药物调治。如徐先生曾治一中年妇女，胸胁撑胀、嗳气、呕吐痰涎，舌苔白腻，脉弦，食道钡餐为中段食管癌。给予温胆汤加味：姜半夏 10g、胆星 10g、茯苓 10g、炒枳壳 10g、竹茹 10g、川朴 10g、八月札 20g、郁金 10g、沉香末 3g。连用半个月自觉症状完全消除。徐先生认为八月札一药，理气止痛，性温平和，最适于肿瘤患者。

更年期综合征

更年期综合征，表现为心烦意乱，心慌气短，寒热不调，乏力纳少，失眠健忘，有时莫可言状，症状多而复杂。徐先生认为该病万变不离其宗，根本是肝的疏泄功能失常，致使肝不藏血、含魂和谋虑，因此临证以逍遥散为基本方，配以通络、解郁之品。逍遥散方中一味柴胡力量太轻，香附、木香、青陈皮、枳壳可酌情加入；养血活血在当归、白芍的基础上加桃仁、红花，川芎因性温走窜不宜用之。健脾以参芪易苓术。其中柴胡一味，性升尤为重要，又为肝之引经药，治更年期综合征不可缺如。曾治一中年妇女更年期综合征，失眠心烦，纳少乏力，服谷维素、普萘洛尔（心得安）等药半年。徐先生处方如下：柴胡 10g、当归 6g、白芍 6g、红花 10g、郁金 10g、党参 15g、麦冬 10g、枳壳 2og、青陈皮各 10g、玫瑰花 10g、炒麦芽 15g、薄荷 5g、木香 6g、炙甘草 5g。用药 5 剂，心烦减轻，复诊上方加炒枣仁 30g、香橼 15g、佛手 10g，连服半个月，诸症均除。

徐先生常说，中医药是中华民族的瑰宝。在西学东渐之前，中国乃至日本、朝鲜等亚洲国家，人民防病治病完全依赖中医药，许多名方都是千锤百炼总结出来的，应该努力掌握、古为今用。要提高发扬中医药学术，首先是要继承好。历代取得卓越成就的中医大家，都是善于总结历史经验教训的人。而如今有人认为中医不"科学"，这是不正确的。中医不等于落后。青蒿素的发现不是受到了《肘后方》青蒿治疟的启示吗？少腹逐瘀汤治疗习惯性流产，金铃泻肝汤（川楝子 15g，生乳香、生没药各 10g，三棱、莪术各 6g，甘草 3g）治疗胁下触痛，羚羊角粉治疗脑炎后下肢痉挛有独特疗效，这是西医学也难以比拟的。

麻黄细辛附子汤治浮肿

男，60岁。双下肢浮肿，按之凹陷半年，曾在西医院查内分泌无异常，用利尿剂获暂效，舌淡，脉沉。处方：炙麻黄6g、川附子9g、细辛3g、炒白术9g、茯苓9g、防己9g、槟榔5g。服6剂痊愈，半年未犯。徐先生认为本例浮肿按之凹陷系寒湿太盛，肾气不足，无阳运化之故。脉沉为病在里。用该方温经扶阳，散寒逐湿，加苓术健脾除湿，防己、槟榔消散湿肿。全方暖经祛冷，交通阴阳，下焦浮肿自愈。所谓："熟读胸中有本，经方着手成春。"

小青龙汤治抽搐

17岁。四肢抽动阵作5年，从月余一抽，延至5年后隔日一抽，抽时手足微温，唇舌色淡，脉紧。徐先生认为证属脾不制水，寒气内闭，予小青龙汤加味：麻黄5g、桂枝5g、白芍9g、干姜9g、细辛3g、半夏9g、五味子9g、炙甘草5g、白术9g、附子5g。上药连用20余剂后抽搐未发，终用济生肾气丸与参苓白术丸收功。

（以上案例均录自《徐国仟学术经验辑要》，山东科学技术出版社，2002：21-27.）

推荐参考资料

［1］王新陆. 徐国仟学术经验辑要济南［M］. 济南：山东科学技术出版社，2000.

［2］姜建国. 姜建国伤寒一得［M］. 北京：中国中医药出版社，2015.

［3］姜建国. 姜建国讲稿［M］. 北京：人民卫生出版社，2016.

［4］姜建国，倪方利. 半夏泻心汤的疑难问题与临床应用［J］. 山东中医杂志，2005，（10）：583-585.

［5］姜建国，倪方利，兰少敏.《伤寒论》变法思维述略［J］. 山东中医药大学学报，2001，（01）：4-5.

［6］姜建国. 论六经辨证与寒温统一［J］. 山东中医药大学学报，2000，（01）：11-13，16.

［7］姜建国. 论大柴胡汤证的归属问题［J］. 山西中医，1998，（02）：41-42.

［8］姜建国，沈玉宝. 论《伤寒论》的相对性［J］. 山东中医药大学学报，1997，（05）：20-22.

［9］姜建国.《伤寒论》脉象特点之探讨［A］. 中医药优秀论文选（上）［C］. 2009：11.

博学强识，医文并茂

——张灿玾先生方药经验访谈

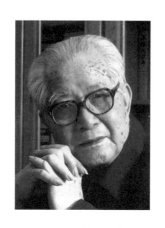

张灿玾先生

张灿玾先生（1928~2017），字昭华，号葆真，别号五龙山人、暮村老人、杏林一丁、齐东野老，山东省荣成市下回头村人。

张老生于医学世家，读完完小后，由于当时的社会环境，不得不辍学在家，跟随祖父与父亲学习中医。二十岁开始独立应诊，悬壶乡里。

而立之年游学金陵，先后到山东省中医进修学校和江苏省中医学校（现南京中医药大学）学习，学成归来执教山东中医学院。张老刻苦钻研以传道、授业、解惑，给不同层次、不同专业的学生讲授《内经》《伤寒》《温病》等10余门课程，可谓桃李满天下。

不惑之年受命政务，置身管理。张老任山东中医学院院长期间，在学院的基本建设、学科建设方面都取得了令人瞩目的成就。

晚年致力于中医古籍的整理与研究，伏案执笔，翰墨耕耘，经手整理的古籍著作无数，成就卓著。同时不断强化对传统文化的综合修养，孜孜以求，提升对中医理论的理解与认知。

张老在中医文献研究机构创建、中医文献整理研究、学科理论建设和人才培养方面做出重大贡献。于1998年完成中医文献学学科理论的奠基之作——《中医古籍文献学》，本书的问世，在学术界影响很大，标志着中医文献学理论的基本成熟，代表着国内外本专业的最高水平，为我校中医文献学科的发展打下了坚实的基础。次年本书获山东省教委科技进步一等奖。

张老先后承担和完成国家中医药管理局重点课题多项，著述丰硕，出版学术著作10余部，发表学术论文80余篇，获省部级奖励多项。其中《针灸甲乙经校释》《黄帝内经素问校释》分别获得国家中医药管理局科技进步二等奖、三等奖，《针灸甲乙经校注》获国家中医药管理局中医药基础研究二等奖。他耄耋之年仍著述不懈，心系学科的建设与发展。2005年在78岁高龄又出版了70余万字的专著《黄帝内经文献研究》。

经70余载杏林生涯的积淀，终成一位集临床、理论、文献于一体的中医大家，2009年张老被评为"国医大师"。荣誉面前，张老依然谦虚谨慎。他曾以"六半三一"总结自己的一生：六是六年小学，半是半部《论语》，三是三世为医，一是杏林一丁。

2017年9月1日，张老驾鹤西去。在临终前，他已为自己写好挽联："黄卷青灯，行程万里，成败焉单凭众议；承继保元，悬壶一世，功过乎一任评说。"

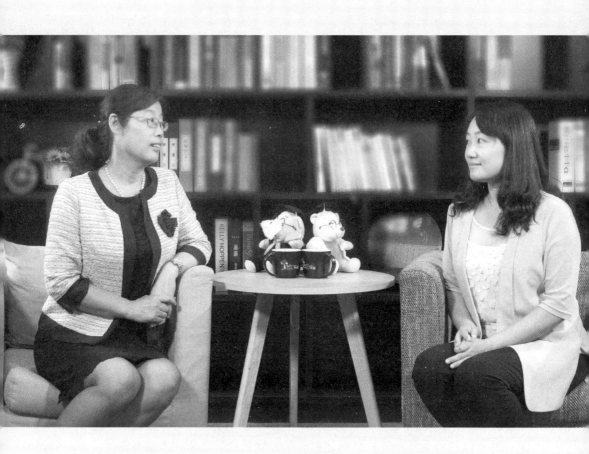

访谈主题：张灿玾先生方药经验

访 谈 人：李玉清 — 于鹰

李玉清，医学博士，教授，中医文献专业硕士生导师。国医大师张灿玾教授学术传承人。研究方向：《伤寒论》文献研究及宋金元医史文化研究。发表论文 70 余篇，其中发表在《医学与哲学》《中华医史杂志》《中国中医基础理论杂志》《中华中医药杂志》等核心期刊 50 余篇。主编《本草古籍常用药物采收加工与炮制衍变考》，由人民卫生出版社出版。主校古籍《景岳全书》《张氏医通》《滑寿医学全书》等 16 部，400 余万字。主讲《训诂学》《中医文献发展史》《中医文献学》《中医养生学》等课程。现主要承担教育部人文社科课题"宋金元地方医官学术水平崛起及其政治文化背景研究"。

访谈专家

治学思想

于鹰： 2009 年，由国家人力资源和社会保障部、卫生部、国家中医药管理局联合评选出我国首届 30 位"国医大师"，这也是新中国成立以来，中国政府部门首次在全国范围内评选出的国家级中医大师，张灿玾教授作为其中之一，也是当时山东省唯一一位获此殊荣的名家。可以说这是对张老 70 余载杏林生涯的一种认可和赞誉。李老师，作为张老的学生，您能否谈一下在治学方面，张老有哪些独到的思想呢？

李玉清：第一，张老强调基本功的培养和训练是从医的重要基础。 张老年少时，仅读完六年小学，便辍学从医，由父亲教读一些中医启蒙读物，如《医学三字经》《药性赋》《濒湖脉学》等，凡是规定要读的书，必须达到能熟练背诵的程度，同时需参阅诸多相关文献。通过 4 年左右的时间，对中医学的基本理论、基本知识和中医诊疗疾病的一些基本技能的了解和掌握，已经打下了比较好的基础。但这仅仅是开端，还要不断地拓宽和强化。以《伤寒论》为例，他当初仅仅是选读了其中一部分，通过后来的努力学习，可以把《伤寒论》的 398 条原文在一个小时内全部背完。张老常说，熟背经典的目的是为了活用经典。只有熟悉经典，才能活用经方，故而强调对基本功的培养和训练，不能满足于某一阶段的成就，必须通过长期不懈的努力，才能取得满意的效果。

第二，张老非常重视临床实践。 张老认为实践是体验中医理论和建立中医信念的关键。中医学术是实用之学，必须有坚实而丰富的实践经验。另外，从疗效来讲，也主要是通过患者的感受而加以体验。如果没有切身体验，以及对患者广泛的观察，也往往对中医理论和疗效的可信性产生怀疑。

于鹰：张老出身于中医世家，自幼亲见祖父和父亲为患者诊病，无论对望闻问切四诊的运用，还是对病因病机的理论分析，以及很多沉疴痼疾经治而愈的场景，都给他留下深刻的印象。另外，张老学医期间，也亲自参与司药、制药等力所能及的工作。行医之后，在中医理论指导下治好了不少危重患者。正因为有了亲身体验，张老深切感受到，早临床、多临床是建立中医理论信念和中医疗效信心的关键。

李玉清：除了重视理论和实践，张老还特别强调文献研究的重要性，**这就是我要讲的第三点，集临床、理论、文献于一体，是加深掌握中医学术的需要。**张老认为中医学不仅仅是一种医疗技术，也是一门博大精深的学问，有着它自身的理论、思想、文化及学术体系，而这些都蕴藏在数千年来积累下的海量的古籍之中。要深入理解和掌握中医学，必须做好古籍的挖掘、整理和研究工作。因此，张老强调要深刻全面掌握中医学，就要集临床、理论、文献于一体。

于鹰：这一点从张老的从医经历就可以看出并得以印证。他幼承庭训，悬壶乡里，当时接触的患者不分科，病种范围广泛，常见病、多发病都看过。到中医学院执教后，又多次带学生在内科门诊实习。通过临床实践，解决了理论和实践的结合问题。其后在学校从事教学工作，对中医理论的运用有更深入、广泛的理解。晚年致力于中医文献的整理和研究工作，真正体会到中医古籍整理和中医文献研究有自身的规律、方法和研究对象、研究目的，对继承、发扬中医学术具有十分重要的意义。

李玉清：因此，张老认为，能把临床研究、理论研究和文献研究结合为一体，才能完整、全面、系统地把握中医学术，真正体会到中医学术的博大精深。

第四点要讲的是，医文并重是中医学的一大特色。中医学术是在中国传统文化这个大背景下形成和发展起来的。所以，要学习和研究中医学，在很大程度上需要借助于文史哲的相关知识，去解释其中的诸多难点、疑点，运用古汉语当中的相关知识，去扫除文字方面的某些障碍。这也说明对医学的研究，要解决某些高难度的问题，离开了文字和文献学的知识、思路和方法，都是难以做到的。因此，医文并重对一个高明的医家来说，就显得非常重要了。

第五，张老认为博览群书、兼容并蓄，是学术水平不断提高的源头活水。不论是从中医学本身、还是从中医学与其他相关学科的关系来看，都要求在对中医学进行深入广泛的研究时，必须做到兼收并蓄、博览群书。"开卷有益"，张老在少年时代，父亲就经常要他多读书、勤读书，张老也养成了喜欢读书和藏书的习惯。通过几十年的收集，个人藏书有 5000 余种，为自己创造了一个非常好的研读条件。

于鹰：我记得张老曾说过这样一句话："饥读之以当肉，寒读之以当裘，孤寂读之以当友朋，忧柔读之以当金石琴瑟。"

李玉清：是的，可以说张老视书为师朋。他酷爱读书，很少 12 点以前睡觉，将所有能利用的时间都利用起来，如饥似渴地读。他的多才多艺就是由读书获得的，他的读书之路是值得我们学习借鉴的。

最后一点，就是张老十分重视继承和发扬，认为这是中医学立于不败之地的指导方针。张老根据几十年学习和实践的体会，认为中医学的发展必须遵循中医学自身的规律，在继承的基础上去发扬光大，这是唯一正确的道路。没有继承，就没有发展。没有发展，也就不需要继承。在学术上，任何一个学科都需要不断继承前人的成就，然后再去进行新的发展和新的创造，使它不断提高。

于鹰：张老治学严谨，思想独到。他在晚年时曾提出"厚德怀仁，乐群敬业，医文并茂，理用兼优"的十六字习业训词，这既是张老个人所追求的目标，也是对我们寄予的期望。

学术特色

于鹰：张老强调临床、理论和文献的研究要结为一体，重视理论与实践结合、继承与发展并重，始终坚持多科应诊、博采众长的医风，在临证中形成了颇具特点的诊疗思想与特色。李老师，您跟随张老多年，对张老的诸多医案进行了深入细致地整理，今天能否请您给我们介绍一下张老在学术上的特色呢？

李玉清：好的。张老从医 70 余载，积累了丰富的临床经验。他在学术方面的特点，可以说主要体现在以下 5 个方面。

第一点，张老主张辨证宜多面化，临证宜个性化。辨证宜多面化，是基于中医学术流派纷呈，辨证体系种类繁多而言。张老认为，每一派均有自己的长处与特点。因此，临证时不能固守一家，宜博采众长，兼收并蓄，扬长避短。如某派擅长治某病，则选用某派的治疗方法。既用经方，也用时方，都是要根据病情来灵活选用的。

于鹰：记得张老曾说过"学术可以分派，但医者不可守派"。比如刘完素是寒凉派，张元素是攻下派，但这并不代表他们就不用温补之品，而是根据患者的情况，该用温补的，还是用温补，该用附子的，还是用附子，关键是要辨证论治。只是以当时的情况，他们遇到的温热型的病证较多，因此以寒凉、攻下为主。

李玉清：此外，张老还强调临证宜个性化，同一种疾病，发生在不同体质的人身上，其症状表现、发展转归都会有所不同，因此在治疗时应因人而异。如同样感受风寒之证，在阳盛与阳虚的人身上发病，在年老与壮年之人及小儿身上发病，其病机各不相同，应灵活辨证施治，不可固守一方。

在谈到遣药组方时，我们常说"用药如用兵，治病如执政"。意思就是治病用药犹如排兵布阵，进退有章有法；治病又如执政，有王道与霸道之分。这也是我要讲的第二点，**张老在临证中亦主张"用药如用兵，治病如执政"**。

于鹰：这种治疗思想萌芽于《黄帝内经》，后世医家陈士铎将其引入到中医治疗中，在《本草新编》中有云："补正祛邪，王道也；单祛邪不补正，霸道也。补正多于祛邪，王道之纯也；祛邪多于补正，霸道之谲也。补正不敢祛邪，学王道误者也；祛邪又敢于泻正，学霸道之忍者。"

李玉清：对于所谓"王道""霸道"，张老进一步阐释："春秋战国的学术繁荣滋生出'王道'和'霸道'。所谓王道，在于行教化，施仁义，以儒家为代表。所谓霸道，霸道持力，在于行惩戒，施威慑，以法家为代表。"

于鹰：张老在临证时，对于"王道""霸道"是怎样具体运用的呢？

李玉清：张老主张："对于外感实邪或是热毒炽盛，正气不虚者，应用霸道；内伤多为七情所伤，饥饱劳役，日积月累，正气日渐削夺，其来渐，其势缓，其伤深，应用王道进行治疗。王道荡荡，看之平常，用之奇妙，日计不足，岁计有余，日久必收奇功，此王道之法也。"

张老曾诊治过这样一位患者，患者于左股阴部猝发一肿疡，漫肿无头，红紫疼痛，行走不便，别无他症，身体康健，舌红苔黄，脉沉数。此股阴疽也，皆热毒结聚而成。张老认为应重用清热解毒之药，以破阳结。方仿陈士铎《石室秘录》中"痈疽并无名肿毒"方，用金银花半斤，蒲公英二两，当归二两，天花粉五钱，生甘草五钱。用大锅水煎，随意服用。服上方3剂后，肿已大消，痛亦减轻。遂以本方继服3剂，即消散。本方特点在于重用金银花，药味少而用量大，取其专攻。

于鹰：在这个案例中，张老选用的应当是霸道之法吧。

李玉清：是的。在临床上，张老尤为倡导"王道之法"。比如《古今医鉴》中有一首方，名为肥儿丸，可以消疳化积，这是张老的祖父与父亲治疗小儿疳积常用的一首方，颇有疗效，张老也常喜用。方中既用人参、白术、茯苓、甘草以补益脾胃，又用神曲、麦芽、山楂以健脾消食。张老称这首方是"补中有消，为王道之纯"。

肥儿丸

人参（去芦）三钱半	白术三钱	白茯苓三钱
黄连（姜汁炒）三钱半	胡黄连五钱	使君子（去壳）四钱半
神曲（炒）三钱半	麦芽（炒）三钱半	
山楂肉三钱半	甘草（炙）三钱	

芦荟两钱半（碗盛，泥封固，置土坑中，四面糠火煨透用之）

上为细末，黄米糊为饼，米汤化下。或作小丸亦可，每服二三十九。量儿大小，加减服之。

第三点是张老强调治病宜标本兼顾，急则治其标，缓则治其本。有些疾病，如咳喘、大出血、剧痛、高热等病，若不及时治疗，会危及患者生命。张老通常先采用急则治其标的方法进行治疗，待病情相对稳定后，再考虑治疗本病。有些疾病，标病不急，可采用治本或是标本兼顾的原则进行治疗。对于久病之人，应以脾胃为本，因脾胃是后天之本，若是脾胃受伤，则化源不足，疾病易迁延难愈。

于鹰：之前看过张老一则医案，讲的是一位小产后大出血的患者，出血如崩倒之势，并见精神不振，卧床难起，脉象虚弱。张老认为其病来势急暴，急则治其标，当以止血为要，再做其他处理。因此先以血余炭、百草霜二药止血。患者服药后，血渐止，但随即又出现一些阴阳虚脱、脾气不振等证，以常法调理，患者很快康复。（详见"附录——崩漏案"）

李玉清：因此，张老强调临证治病应分清主次缓急，采用急则治其标、缓则治其本或标本兼顾的原则进行治疗。

第四点是强调处方用药须注重双向及多向配伍。张老认为："人体健康是一种阴平阳秘的状态，此为阴气平和，阳气固密，阴阳平和协调保持相对平衡"。病程演变是一个多变的过程，特别是那些复杂的疾病，更是充满着变数，所以治疗过程，必须注意矛盾的复杂性与多变性，才能理法详备，方药中的。进而提出用药注重药性辛苦升降的平衡。注重补中有泻、泻中有补，散中有敛、敛中有散，辛开苦降并用，寒热补泻兼施。比如张老在治疗脾胃虚弱而引起的消化不良性腹泻时，常选用参苓白术散，并酌加鸡内金。参苓白术散补气健脾，祛湿止泻，加鸡内金一药，既有消导之力，又有收涩之功，使补中有消，补消兼施。

最后一点我要谈的是张老主张"治病善治人"。他认为，治病应当详细询问患者的病情，绝不可"相对斯须，便处汤药"。

张老曾治疗过一位老年女性患者，据多家医院检查，患有高血压、冠心病、梅尼埃病、自主神经紊乱等病，因子宫肌瘤，做过切除手术。现主要感觉是失眠较甚，心烦，头晕，失去生活乐趣，患者在自述的时候，给人感觉精神不振，表情凄楚，痛苦悲伤，难以言状。

张老感觉该患者的症状许多是由心病引起的，没有简单地"相对斯须，便处汤药"，而是认为首先应治疗她情绪方面的问题。于是，询问她情志不疏的原因，患者在张老的引导下，说出了她心病原因。

她患病的很大因素是由于夫妻关系不和，为一些琐事，经常打架，她在说的过程中，是一边说，一边哭，说了有1个多小时，张老并没有打断她，而是静静听她诉说。患者说过、哭过之后，情绪得到了疏泄。张老提出了上、中、下三策，即和、避、离。嘱她排解病因，正视现实，协调关系。再用药物以调其脏腑，疏其血气，安其神志，并治诸病证。

柴胡10g，黄芩10g，制半夏10g，太子参10g，生龙骨15g，生牡蛎15g，丹参15g，百合10g，合欢皮15g，麦冬10g，五味子6g，全瓜蒌15g，檀香10g，远志10g，菖蒲10g，琥珀粉3g（分2次冲服）。水煎温服。

20多天之后，患者打来电话，语气显得喜气洋洋，原来，她与丈夫做了沟通，"五一"期间还一起出去旅游一段时间，关系改善。她的病也去了一大半。

于鹰：通过上面的案例，可以看出张老诊治患者，不但认真负责，还善于做患者的思想工作，争取患者的配合。尤其是因为情志方面的原因引起的病证，更应注意对患者情志的疏导，情志因素解决了，患者甚至可以不药而愈。

李老师，通过您的讲解，我们对张老的学术特点有了更深刻的理解，这些对于我们的临床实践都是大有裨益的。

成方心悟

于鹰：在张老编著的《张灿玾医论医案纂要》一书中，选录了张老的诸多医案，记录了他在内、外、妇、儿各科部分常见病和多发病辨证施治

222

的治疗经验。通过这些医案，我们可以看到张老临证经验非常丰富，特别是在方药运用方面，有许多独到的见解。

李玉清：是的。张老从事临床多年，在处方遣药方面颇有心得。翻阅这些医案会发现，张老临证善用古方，如桂枝汤、小柴胡汤、四君子汤、参苓白术散、藿香正气散等。张老对于古方的运用，化裁灵活，章法有序，根据病证的轻重缓急，可单方化裁，或多方合用，抑或群队组合。

首先来说一下单方化裁，是以一首方剂为主方，在此基础上进行加减。这样的案例屡见不鲜。如热泻案，用《伤寒论》葛根黄芩黄连汤苦寒直折，清解阳明之热。复加白芍，与甘草合用以缓急止痛；另入木香以行大肠滞气。（详见"附录——泄泻案"）

又如治疗脾虚泄泻，张老常选用《太平惠民和剂局方》之参苓白术散。本方以四君子汤为本，药性平和，是调补脾胃的王道之剂。因脾虚无力运化，积滞易留肠胃，因此张老常在方中配伍鸡内金，既助消化之功，又具收敛之用，亦为平和之品。如见滑泄，则加炒乌梅、煨肉蔻、煨草果、诃子以增涩肠止泻之力。如若更甚，可加罂粟壳固涩滑脱。（详见"附录——参苓白术散治脾虚泄泻案"）

于鹰：可以看出，张老应用古方时常稍加点化，针对病情加减药物，使对古方的认识和应用得到进一步扩展和深化，古方与今病更相适宜，可谓是画龙点睛。

李玉清：张老认为，当单方的使用并不能照顾到病证的全部状况时，须结合两三首方剂，甚至更多首方剂进行加减，共同作用于病证，这就是多方合用。

于鹰：多方合用在张老的医案中经常可以看到。记得张老曾诊治一位风寒感冒患者，初期自服治感冒成药，邪仍不解，且有入里化热之象，因此张老仿河间表里双解之意，取柴葛解肌汤与银翘散二方相合治疗，服药4剂后汗出热退病愈。（详见"附录——感冒案"）

李玉清：再举则医案，一位中年男性患者，素有咳嗽，时轻时重，此次复发，咳嗽痰多，且痰带臭恶之气味，口中亦有浊气上泛，饮食无味，大便微干，胸中苦闷，身感疲乏无力，舌红苔黄而干，脉弦数。张老认为患者肺气素有所伤，肺气不宣，大肠腑气不降，上下不畅，则清气不升，浊气不降，痰热壅滞于中。治当清肺热，滋肺阴，化痰浊，宣肺气。方用桑白皮三钱，地骨皮二钱，知母二钱，川贝二钱，黄芩二钱，天冬二钱，麦冬三钱，蒌仁三钱，元参三钱，生地三钱，生甘草二钱。此方是以泻白散、清肺汤、增液汤三方相合而成，清上、启中、润下三法俱备，以化痰热之郁闭。

关于对古方的加减化裁，临证中张老还常使用的是群队组合。此时所治疗的病证更加复杂，须众多药物配伍在一起，张老称此为"群队之力"。

张老曾诊治过一位咳嗽患者，初病咳嗽痰多，时有恶臭味，经多医诊治无效，特来求诊。患者面部潮红，咳嗽时作，痰多，黏稠，时有臭恶味，胸闷，呼吸不畅，食欲较差，口渴，舌红苔黄，脉浮洪。张老认为是因邪气犯肺，阻遏气道，郁而化热，灼津为痰，痰热腐化而臭，日久未能清解，又损及肺阴。治当清泄肺热，养阴生津，利气化痰。方用天冬三钱，麦冬三钱，知母三钱，川贝三钱，陈皮三钱，黄芩三钱，桑白皮二钱，蒌仁二钱，枳壳二钱，桔梗二钱，金银花三钱，沙参三钱，元参三钱，生甘草二钱。药后症减，继以清肺养阴方药调养，最后以丸药收功。

于鹰：张老所处方剂是以《医宗金鉴》之清肺汤为主，方中麦冬、天冬甘寒养阴润肺；黄芩、知母苦寒清泻肺热；桑白皮泻肺平喘；贝母、陈皮化痰止咳，且陈皮辛香，既有利气之功，又可防甘药之腻；甘草生用以增清热止咳之效，兼以调和药性。再加瓜蒌仁清热化痰；元参、沙参清肺养阴；枳、桔宣降肺气，宽胸利膈；金银花清热解毒，以助泻热之功。

李玉清：通过对方剂的分析，我们可以看到张老的这首处方有这样几个配伍特点：一是诸药合用，清肺养阴，利气化痰，切中病机；二是甘寒与苦寒之品相伍，养阴不恋邪，泻热不伤阴；三是宣降相因，既能增强止咳之力，又可恢复肺之宣降。全方所用药味虽多，但配伍周全，可谓"有制之师"，多而不乱，借群队之力，综合治疗，全面兼顾。

张老在古方的应用上，除了善于灵活化裁，还有一个特点，就是遵循古人用方之意，再结合自身的用药经验，对古方进行衍义，从中悟出新的体会。如张老据仲景五加减小青龙汤证所示，结合亲身应用此方的经验，体会到小青龙汤中干姜、五味、细辛三药，至关重要。其中干姜、细辛辛散，五味子酸收，散收相合，不仅能防辛散太过而耗伤肺气，使散不伤正，收不留邪，且可使肺气开阖有度，宣降有权。仲景方中凡有咳者，常加此三药。其中，细辛性味辛温，尤其适用于慢性痰饮咳嗽。除此之外，张老对于方中其他药物的使用也有自己的心得。如心肺气虚者不可用麻黄，喘者可用杏仁，兼有水气泛滥者可加茯苓以化气利水等。

于鹰： 我们在翻阅张老的医案时，还发现他不但擅用古方，对于病情适合、症状比较典型的患者，还经常直接使用原方。如外感风寒所致寒热往来较重，胁腹部不适，头痛无汗，脉弦，证属太少合病者，张老常用《伤寒论》柴胡桂枝汤，令其微汗，既可和解太少两经，又能调和营卫。无须加减，每收奇效。

李玉清： 是的。这也是张老运用古方的一个特点。再如以白头翁汤原方治疗休息痢，张老认为此方对菌痢、虫痢皆有效，但需正气未伤、脾胃未损、湿热壅滞者为宜。

于鹰： 在张老的医案中，我们还可以看到，有时会同时给患者开两张处方，交替服用。李老师，像这种治法一般用于什么情况呢？

李玉清： 这种治法称为两方间服，一般是应用于病情复杂的患者。如果只开一张处方，因要兼顾多方，不免用药多，方子大而杂，重点不突出，因此张老多主张采用两方间服的用药方法。

张老曾诊一患者，始身发痈肿，后变成多发性痈肿，肋部、股部皆已破溃，因家境贫寒，未能及时治疗。后病情十分危急，正气虚羸，体弱无力，痈肿流出的不是脓，而是水，遂往县某医院求诊。治疗一段时间，未见好转，实在是没招了，于是劝其出院，回家休养。其父邀张老为之诊治，经查患者已十分虚弱，骨瘦如柴，食欲不振，各处溃疡，排出清稀脓液，如败浆之状，面黄无神，萎靡不振，舌淡少苔，脉微弱无力。此证需急与扶正壮阳，大补气血，方可托毒外出。张老选用阳和汤及托里消毒散，二方交替使用，大补气血，温补阳气，托毒外出。调理近 1 个月，病证转阴为阳，患者转危为安。

于鹰： 张老临证治疗疾病，不仅施以合适的方药，还会合理选用其他疗法与方药合用。如在治疗实火时，张老多主张先针后方，针刺以缓急，汤剂以善后。实火牙痛，往往疼痛剧烈，张老常针刺治疗牙痛的要穴如合谷、下关、颊车等，以清热泻火，消肿止痛，并给予清胃散与凉膈散合用以泻火解毒。如此施治，起效快，疗效显著，能大大减少患者的痛苦。

李玉清： 这也是张老临证时运用的一种治法，我们称为两法合用。除了刚才提到的针方并用，张老还常用的就是内外同治，即在治疗疾病时，内治法与外治法同时使用。多用于病机复杂的证候，根据具体情况先外治后内治，或先内治后外治。如治疗小儿湿热泄泻，先以藿朴夏苓汤与二陈汤合用，既可芳香化湿，又可调脾胃运化升降之机；再以枯矾、黄丹混合葱白、生姜捣泥贴脐上，消导疏利，以助药力，使湿热得化，胃气恢复，疾病得愈。

于鹰： 张老临证善用古方，常根据病证轻重缓急及复杂程度，或使用原方，或加减化裁，或两方间服，抑或两法合用，这些独到经验都值得我们学习和借鉴。

用药心法

于鹰： 我们常说："医生不精于药，难以成良医。"元代杜思敬辑成的《济生拔粹》一书中也曾有"医不专于药，而舍药无以全医"的记载，说明了药之于医的重要性。这一讲，就请李老师来详细介绍张老的用药心法。

李玉清： 张老经过多年的临床实践，在用药方面积累了丰富的经验，也有一些独到的见解，主要体现在以下三点。

第一点是张老用药非常的简便廉验。张老常说，《金匮要略》中就有不少土单方，很值得注意，有些也很有效。曾回忆他的祖父就注意用一些土单方治病。以前张老在农村时，一到夏秋季节，有些人常因为饮食不洁而吃坏肚子，出现吐泻不止的症状。比如八月十五的月饼，在那个年代是稀罕珍贵的食品，舍不得吃，留着留着坏了，舍不得扔，还是吃了，最后拉肚子了。张老的祖父和父亲就教百姓制作地浆水治病，不须花钱也就治好了。重一些的，用地浆水煎藿香、陈皮等饮用，一般都可治愈。少数危重患者，先饮以止吐，再加藿香正气散类的方药。

于鹰：刚才您提到的地浆水，也是一味药材吗？如何制作？又有什么功效呢？

李玉清：地浆水是一种传统的中药，最早录于《金匮要略·卷下·果实菜谷禁忌并治第二十五》："蜀椒闭口者有毒，误食也，戟人咽喉气病欲绝，或吐下白沫，身体痹冷，急治之方……或饮地浆。"另外，《本草纲目》亦有记载："地浆解中毒烦闷，解一切鱼肉果菜药物诸菌毒，及虫蜞入腹，中暍卒死者。"可见地浆水有解毒之功。地浆水的制作方法是掘地三尺左右，在黄土层里注入新汲的水，搅混，等澄清后取出的水就是地浆水。

于鹰：在《国医大师张灿玾》这本书中记录了这样一则医案，患者患臁疮已有两三年，曾用一般外用药物治疗无效，而张老给患者使用的是一首土单方，名为黄土豆渣方。患者外敷数天后，疾病痊愈。

李玉清：这位患者所患的臁疮，是因湿热下注、瘀血凝滞经络所致，局部见有红肿痒痛，破流脓水，甚则腐烂，皮肉灰暗。常发于小腿下部，此处皮肉较薄，若不及时治疗，易致气血不畅，病程较长，缠绵难愈。张老的祖父就善用黄土豆渣方治臁疮，张老受此影响，亦选用此方治疗。

黄土豆渣方的制作方法为：黄土适量，取地面深层之土，于锅中烘干，为细末。豆腐渣即豆腐已过滤后剩下的新鲜豆渣。用时将二物混合成软膏状，先以适量金银花藤煎水清洗疮面，再外敷黄土豆渣膏，以油纸护好，最后用布包好，干则换。豆渣即为黄豆之残渣，黄豆能清热解毒，黄土可消肿疗疮，二者合用，具有清热燥湿、解毒疗疮之效。

张老家三世为医，还留有许多家传有效的经验方。如：《中国当代名医验方大全》一书曾收录了张老一家三代临床常用屡验的保胎丸方，治疗频惯堕胎者。方中用杜仲、续断、山药，研为细末，制成丸剂，也可以做成散剂。

保胎丸

组成：杜仲（糯米煎汤浸透炒去丝）240g，续断（酒浸焙干）60g，山药180g。

用法：将杜仲、续断共为细末，另以山药末做糊，调上药为丸如梧子大。亦可将三药共为散剂。每日空腹服6g。

于鹰：从本方的药物组成来看，杜仲、续断有壮肾固胎作用，山药补脾以资化源，因此本方主要用于肾气不足、胎元不固之频惯堕胎者。

李玉清：是这样的。张老以此方治疗频惯堕胎者，屡获奇效。患者岳某某之妻，患堕胎2次，面色苍白，体虚无力，舌淡苔薄白，脉沉弱。现又妊娠2个月，求治于张老。张老处以上方10剂，服毕诸症悉除。胎儿足月而生，康健无疾。本方仅三味药，组方简便，经张老家三代临床应用数十年，均获良效。若染淋毒，湿热之毒内蕴，可加金银花、土茯苓清热解毒，黄芩清热安胎。

除了土单方、经验方的运用，张老在临床实践中还积累了独到的用药经验。如用半夏治疗恶阻病，张老谨守家传两条原则：一是半夏辛燥易散，恐有动胎、堕胎之弊，因此对于恶阻轻证，可不用时尽可能不用；二是重症用时，不宜大量，且必用姜制半夏，再配伍生姜以制其毒性。并一再告诫："凡诸药性既能活人，亦能杀人，医者慎之。"

于鹰：在一则恶阻案中，初起患者症状较轻，张老并未使用半夏，但其后随着胎儿增长，恶阻有所加重，遂加用黄连、藿香、茯苓、砂仁等以清热和胃安胎，又选用姜半夏二钱以助降逆和胃止呕之效。（详见"附录——恶阻案"）

李玉清：此外，张老还喜用鲜药，其医案中无论内外科疾病，使用鲜药的例子也有不少。如张老认为，感冒初起宜辛开发散为主，若过用苦寒沉降之品，既不利于邪气外散，也易损伤胃气。因此常效仿薛生白的五叶芦根汤之意，处以鲜芦根、鲜茅根、鲜竹茹、鲜薄荷、鲜忍冬藤、鲜荷叶、茶叶、绿豆等甘寒清淡之药煎汤服用，轻清宣散，顾护胃气，皆能兼顾。

第二点要谈的是张老在处方时喜用对药。对药是处方配伍中成对出现的药物，也称姐妹药，对药是单味中药与复方之间的桥梁，也是配伍的基础。

于鹰：对药又称药对，两味药物相互依赖、相互制约，以增强疗效。如麻黄与桂枝为对，解表发汗的作用会大大增强；石膏与知母为对，清热生津的功效更为显著。李老师，张老在对药的使用上又有怎样的经验呢？

李玉清：首先，张老使用对药，主要是协同为用，增强疗效，也就是我们常说的相辅相成。比如以清燥救肺汤为主治疗肺燥咳喘时，每必用二冬、二母，即天冬、麦冬、知母、贝母。二冬能滋肺阴、润肺燥、清肺热；二母清肺热、润肺止咳，此二药对的加用增强了主方的清燥润肺养阴之功，治疗肺燥甚好。这是功效相似的药物组合成的药对，也称为同类相从。

还有一种情况是功效不同的药物相互配合，也能取得非常好的疗效，称为异类相使。比如治疗月经不调、经前乳房胀痛等用香附与丹参，一理气，一理血，二药相配，相得益彰，气血调和而病证消除。

除此之外，张老还常将两种作用相反的药物配伍在一起，相互制约，相互为用，取其相反相成的作用。像寒热并用、补泻兼施、升降相因等。比如治疗湿热证用苏叶与黄连，苏叶辛开，黄连苦下，二药辛开苦降，堪称辛开苦降的典范；外感咳嗽用前胡与桔梗，薄荷与桑叶，杏仁与川贝，三组配合，皆有升有降，既可恢复肺气的宣降，又可解表散邪。

第三点，张老在用药上，不拘泥于前人，突破常规，思路精妙。以附子为例。附子大辛大热，属燥烈之品，易于伤津耗液，临床上多用于治疗寒证。凡属热证及阴虚患者，就应忌用或慎用。但张老认为只要辨证明确，用药对症，亦可用附子治疗高热不退之证。

20 世纪 60 年代初，张老在中医进修学校任教期间，曾诊治一位风湿热患者，高热不退，全身瘫痪，卧床不能动，周身疼痛。当时在校的几个老师都去看过了，效果不十分明显。后邀请张老前去诊治，大家在一起商讨治疗方案时，张老认为应该用《金匮要略》中的桂枝芍药知母汤。但是原方中有附子，患者当时高热不退，是否应该去掉附子呢？有的认为附子不可用。但张老主张要用附子，因为患者的舌苔黄腻厚浊，为湿困热伏之象，是因真阳不布、湿邪困阻、邪热炽盛所致。张老认为退热的关键在于化湿，而化湿则需要人体真阳的布达。附子辛甘温煦，峻补元阳，以助真阳布达。

张老在第一剂药中，附子的用量较少，仅为一钱，服药后患者自觉有舒适感，并无不良反应。于是在第二剂药中附子用量加至一钱半。服1剂药后，患者舌苔松动，体温下降。说明真阳已有布达，湿热有所减弱，其后附子用量逐渐加重至八钱。

于鹰： 附子为燥烈之品，在助阳的同时，有劫阴之弊。一般使用附子，用量不会很大。但在刚才的案例中，附子逐渐用到八钱，会不会损伤患者的阴津呢？

李玉清： 这个问题张老早已考虑到了，在加重附子用量的同时，加重了知母、白芍的用量，知母甘寒质润，生津润燥，白芍养血敛阴，二药合用，可以制约附子燥热之性，防其劫阴。患者连服数剂后，舌上厚苔成片脱落，体温降至正常，疼痛减轻，也可下地稍作活动。

张老在诊治此例时，之所以敢于用附子，关键在于辨证准确。张老抓住了舌苔黄腻厚浊这一关键的症候，认定此例属湿邪壅盛。湿性属阴，困阻了真阳的布化。用附子助其真阳布达，则邪热可除。正如陈修园所云："太阳一出，则爝火无光。"此例说明，只有抓住关键的证候，进行辨证施治，才能取得良好的疗效。

于鹰： 张老临证用药经验独到，无论是对土单方的运用，还是选用经验方，都可谓"简、便、廉、验"。在药物配伍方面，强调对药的使用，或相辅相成，或相反相成。更值得一提的是，张老在用药上，师古而不泥古，勇于突破，用药精妙。

（李玉清　于鹰）

　　张老历经 70 余载杏林生涯，在临床实践、教书育人以及文献研究方面都造诣颇深。尤其是他对中医古籍文献研究的重视，令我印象最为深刻。

　　中医药学是一个巨大的宝库，历代先贤不断探索、实践、总结、升华而成的学术思想、临证经验，都凝聚在数千年来积累下来的古籍文献中。所蕴藏的这些丰富内容，无论对于教学、科研还是临床，都值得挖掘整理并研究利用。

　　如在现代中医药科学研究方面，做好中医文献研究工作，既是保证其顺利进行的重要基础，也为其进一步发展提供新的思路。青蒿素的研制就足以说明这一点。在最初实验时，研究人员发现通过水煎得到的提取物并没有治疟效果。于是屠呦呦重新翻阅《肘后备急方》，书中云"青蒿一握，以水二升渍，绞取汁，尽服之"，发现青蒿抗疟是通过"绞汁"而不是传统"水煎"的方法来用药的。于是改进了提取方式，采用乙醚冷浸法低温提取，最终获得成功。屠呦呦在获得诺贝尔奖接受采访时曾谈到，在最关键时刻，是中医古代文献给予她灵感和启发。

　　如何去研究中医文献？如何将临床、理论与文献结为一体？更值得我们去探究。而张老对于这些问题的理解和认识，可以给我们带来更多的启示。

（于鹰）

附录

张灿玾先生验案

崩漏案

王某，女，二十八岁，荣成下回头村人。

停经三月，忽因小产大出血，如崩倒之势。患者精神不振，脉象虚弱，卧床难起。

处方：

血余炭二钱　　　百草霜二钱

共为细末，黄酒冲服。

服药后，血渐止。约有三时之久，患者出现虚脱现象，自觉气息将竭，呼吸浅急，头昏痛，闭目无神，时将气竭。诊其脉浮而濡，乃出血亡阴，阳气无所依附，将脱矣。盖有形之血不能速生，必生于无形之气，当速服回阳之剂以固脱壮神。

处方：

人参三钱　　　附子二钱

水煎服。

服后半小时许，元气渐复，精神稍振。至次日，血未再下，唯觉四肢发热，此阴虚之征也。

处方：

当归五钱　　　川芎二钱　　　白芍三钱　　　生地三钱
黄芪五钱　　　人参一钱

水煎服。

复诊：服后，发热略减，稍觉恶心，乃血液循行不足、脾气不振之故。当以补血健脾之法治之。

处方：

人参一钱	白术二钱	茯苓二钱	当归三钱
川芎二钱	白芍二钱	生地二钱	艾叶二钱
阿胶珠二钱	炙甘草一钱半		

水煎服。

复诊：服后，恶心止，唯觉身体无力，胃气欠佳，不愿服药。乃嘱其注意调节饮食，卧床休息，后乃痊愈。

（《张灿玾医论医案纂要》，科学出版社，2009：303.）

泄泻案

宁某，男，中年，荣成宁家村人。

因饮食不当，突发泄泻，肛门灼热，口渴，身热，小便黄赤，舌红苔黄，脉沉数。此食有不洁之物，乱于胃肠，使仓廪之官，顿失所司，水谷齐下，秽恶并出，急当以苦寒直折，以清解阳明之热。

处方：

黄连二钱	黄芩二钱	葛根二钱	白芍三钱
广木香一钱	生甘草一钱		

水煎温服。

复诊：服上方1剂后，泄泻即轻，2剂病即愈。

（《张灿玾医论医案纂要》，科学出版社，2009：255.）

参苓白术散治脾虚泄泻案

陈某，女，银行离休干部。

患者素有糖尿病、高血压、冠心病、房颤等老年性疾病。本次因感冒发热住省立某医院，除服用西药外，加用中药银花、连翘、大青叶、苦参、黄连等大剂量苦寒药，导致患者严重的泄泻不止，日一二十次，近似滑泄的程度，不及入厕。遂急邀我为之诊治。经检视，患者已极度虚弱，舌苔白滑，促结之脉频繁出现，且沉弱无力。此病原是外感引起，病在太阳，本应辛散解表，而

博学强识，医文并茂——张灿玾先生方药经验访谈

医者却以大剂量的苦寒沉降药，导致脾胃虚寒之太阴里证。由于脾胃虚弱已甚，务当先顾护脾胃，兼收滑脱。以其外邪尚未全解，用方当以平和为法，且肠胃中腐恶之气未尽解除，不可顿收，故用参苓白术散加鸡内金、炒乌梅、煨肉蔻，水煎服。服1剂后，电话告知，药已生效，对大便有一定的控制能力，次数亦有减少。遂嘱以原方继服，未几日即愈。

（《张灿玾医论医案纂要》，科学出版社，2009：259.）

感冒案

张某，女，中年，济南市人。

初发外感，服用一般治感冒成品药，未能解除，至晚，恶风寒，发热，头痛，身痛，骨节疼痛，面部潮红无汗，大小便无异常变化，口微干，舌红苔白微干，脉浮紧。此外感风寒，束于肌表，毛窍不开，汗不外出，风寒有化热，向阳明传化之势。可仿河间表里双解之意，以辛温解外束之风寒，以辛凉透肌肤之高热，仍从汗解可也。

处方：

柴胡 10g	葛根 15g	羌活 6g	荆芥 10g
金银花 20g	连翘 10g	牛蒡子 6g	桔梗 6g
薄荷 6g	菊花 15g	石膏 15g	生甘草 6g

水煎温服。服头煎后，温覆时许，全身溅然汗出，热退，头痛身痛等症均减。一夜安睡无事。晨起，体温趋于正常，服二煎后，坚持上班，体温未再上升。

复诊：服上方1剂后，汗出热退，脉浮缓，是邪气已从汗解，遂以前方1剂，分2日服，服药时不再温覆取汗。

三诊：服上方2剂，体温降至正常，未曾反复，遂以前方去石膏，煎汤代茶温服，以防余邪未尽。

（《张灿玾医论医案纂要》，科学出版社，2009：238.）

恶阻案

张某，女，青年，荣成小落村人。

怀胎 2 个月左右，时觉恶心，甚则呕吐涎水，恶闻食气，喜食酸味果品类，大小便正常，口微干。舌红苔微黄，脉浮滑，左寸尤为明显。若脾胃虚弱者，则伴随胎儿的成长，易致胎气上升，或气血偏凑于胞宫，亦易使脾胃之血气不足，而致此病。此病轻者，可不药而愈，故先以降逆和胃方以服之。

处方：

鲜竹茹五钱　　　　　陈皮三钱　　　　　生姜三片

水煎代茶饮，不拘时服用。

二诊：服上方后，呕恶一度减轻，后随着胎儿增长，其反应复有所加重，为防止病情进一步加重，影响胎儿成长，特予和胃安胎之药以治之。

处方：

陈皮三钱	姜半夏二钱	茯苓二钱	竹茹三钱
砂仁三钱	苏叶二钱	黄连一钱	藿香二钱
生甘草一钱	生姜三片		

水煎温服。

三诊：服上方 2 剂后，病情减轻，食欲好转。遂以原方继服 2 剂，已基本痊愈，遂停药，嘱自行保养。

（《国医大师张灿玾》，中国医药科技出版社，2011：275.）

推荐参考资料

［1］柳长华，徐春波. 张灿玾学术经验辑要［M］. 济南：山东科学技术出版社，2001.

［2］张灿玾. 张灿玾医论医案纂要［M］. 北京：科学出版社，2009.

［3］张灿玾. 国医大师张灿玾［M］. 北京：中国医药科技出版社，2011.

［4］卢祥之. 国医大师张灿玾经验良方赏析［M］. 北京：人民军医出版社，2012.

［5］张昕，李玉清，张增敏，张灿玾学术评传，见张镜源. 中华中医昆仑［M］. 北京：中国中医药出版社，2012.

博学强识，医文并茂——张灿玾先生方药经验访谈

［6］云中芹. 国医大师张灿玾医案研究［D］. 山东：山东中医药大学，2012.

［7］高新军. 学贯古今儒雅大医.《中国中医药报》2009年9月14日，第004版.

［8］张灿玾. 理论是基人才是本疗效是关键.《中国中医药报》2010年3月11日，第003版.

［9］张灿玾. 中医的十大诊疗原则.《中国中医药报》2015年6月24日，第005版.

谨守病机，法活机圆

——刘献琳先生方药经验访谈

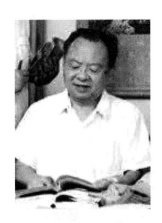

刘献琳先生

　　刘献琳先生（1929~2000），字璞亭，出生于山东曹县刘楼村一中医世家。其祖父、父亲皆是当地有名的中医。受家庭熏陶，先生幼时即对中医学产生了浓厚的兴趣，常在父亲指导下背诵《医学三字经》《药性赋》《濒湖脉学》《医学实在易》等中医启蒙读物。1949年，父亲将他介绍到当地名医李光济门下。在李老的指导下，除了侍诊之外，系统学习了《内经》《伤寒论》《金匮要略》《温病条辨》《医宗金鉴》《神农本草经》等中医典籍。因先生学习努力，善于思考，悟性甚高，很快便以善治杂病而闻名乡里。

　　1958年春，先生被选拔到山东省中医进修学校学习，不久又被选派到南京中医学院中医教学研究班深造。1年后，以优异成绩完成学业，被山东省卫生厅分配至山东中医学院工作。为首届中医专科生、本科生主讲《中医内科学》和《金匮要略》课程。先生以娴熟的中医理论、丰富的临床经验，讲课声情并茂，博得学生和同行的好评。

　　先生辛勤耕耘在教学、临床、科研第一线，先后担任山东中医学院附属医院内科副主任兼内科教研室主任，金匮教研室主任，山东省卫生厅医学科学委员会委员，山东省中西医结合研究会顾问等职。

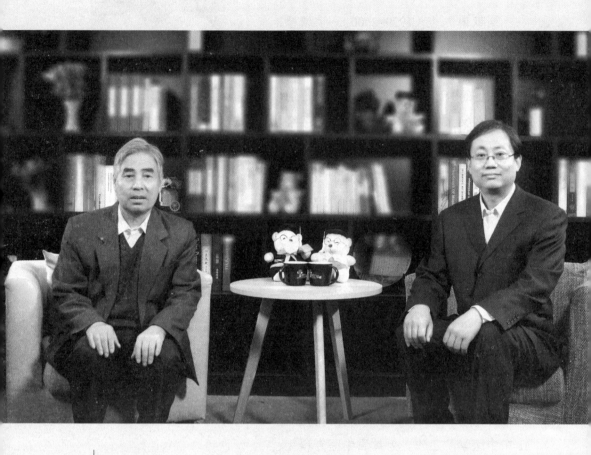

访谈主题：刘献琳先生方药经验

访谈人：陶汉华 — 刘西建

陶汉华，1976 年毕业于山东中医学院，原山东中医药大学基础医学院金匮教研室主任，博士生导师。兼任浙江中医药大学博士生导师、中华中医药学会仲景学说专业委员会委员、山东中医学会仲景学说专业委员会副主任委员、山东省医学会医疗事故技术鉴定专家库成员。主要研究方向为中医内科杂病的辨证论治规律。主要著作有《金匮要略研读心悟》《中医病因病机学》《刘献琳学术经验辑要》《金匮要略选释》《中医内科临证诊疗技巧》等。

访谈专家

治学特点

刘西建：刘老是全国著名中医理论家、临床家，学术造诣深厚，我校金匮要略学科奠基人。在您看来，您师从刘献琳先生最大的感触和收获是什么？

陶汉华：刘老家学师承，涉足医林近50年，执教30年，经典著作娴熟，医理精深。我1982年攻读刘献琳先生的硕士研究生，或在教室，或在办公室，或在家中，经常聆听刘老教诲。岁月匆匆，刘老离世已17个春秋，但先生的音容笑貌宛如眼前，先生的学术成就给我们留下了一笔宝贵的财富，刘老对学术孜孜以求的这种精神让我有很大的感触。

刘老从事中医教学、科研及临床工作，始终遵循"业精于勤荒于嬉"之古训，兢兢业业，潜心研究，积累了丰富的治学经验。除了强调衷中参西、多临证、树医德之外，刘老也像其他知名医家一样，强调要熟读经典。

刘西建：读经典、多临证，这是中医人才成长之路，古今中医名家都是这样做的，但是经典要怎么去学才能学好？刘老有什么建议吗？

陶汉华：学中医本就没什么捷径可走，在学习经典医籍的方法上，先生特别推崇《素问·著至教论》中提出的"诵解别明彰"这五个字。尤其是"诵"，"诵"就是熟读背诵原文，这也是中医的"看家本领"。

刘西建：陶老师，中医经典如何能和临床实践相结合，怎样才能学以致用？

陶汉华：我举一个刘老临证的例子，来说明这个问题。先生早年在农村行医时，曾遇一青年妇女小产之后，7 日不食，大便不通，小便点滴而下，小腹膨隆高突，延医数人，皆莫识何病，治之罔效，病情日渐危笃。先生诊其脉证，恰与《金匮要略》"妇人少腹满如敦状，小便微难而不渴，生后者，此为水与血俱结在血室也，大黄甘遂汤主之"一条相合，乃诊为水血互结血室证，以大黄甘遂汤治之而愈。如果对经典原文不熟悉，就很难与临床互证，更谈不上学以致用了。

刘西建：我们开始背诵原文时，因为没有临床经验，不一定能理解原文含义，可能觉得和临床有很大距离。

陶汉华：是的，尽管开始时可能不理解，但是"读书百遍，其义自见"，只有将经典著作的内容烂熟于心，临证时才有可能触机即发，左右逢源。

刘西建：陶老师，刘老的学术思想主要有哪几方面内容呢？

陶汉华：刘老学术思想可以概括为以下三点。
（1）崇尚整体观念指导下的治未病。
（2）谨守病机，法活机圆，兼收并蓄。
（3）精于药量。

整体观念，预防为主

刘西建：陶老师，您说过刘老特别崇尚整体观念指导下的治未病思想，而且认为《金匮要略》开篇即云"上工治未病"是有其深意的。我们该怎样去理解？

陶汉华：是的，作为一种先进的医疗卫生思想，治未病思想虽然早在秦汉以前就已具雏形，《黄帝内经》中也已有"是故圣人不治已病治未病，不治已乱治未乱"及"见赤色者刺之，名曰治未病"的论述。但是，将这一思想融入临床实践，主动地以此为指导解决实际问题当首推仲景。

可以说，"治未病"不仅是仲景学说的精髓，也应是每一位业医者追求的目标及境界。

治未病，包含两方面，首先是注意养生以防病，再者是已病防变。二者都需要以整体观念为指导。以养生为例，首先要注重调养正气，慎情志刺激及生活起居；服食节其冷热，五味不偏。先生十分注意针对患者的不同病情指导其采取相应的措施，对"虚邪贼风，避之有时"，无不体现整体观念。

刘西建：人生活在社会之中，受自然及社会等多种因素的影响，真正能无疾而终、尽享其天年者终属少数，几乎所有人都会有身体不适的时候，这时候应该怎么办？

陶汉华：已经患病，就需要以整体观念为指导，准确地把握其病因病机以及传变趋势，及时采取有效措施，这也正是《金匮要略》中所倡导的治疗原则：一是要早期治疗；二是对未病脏腑进行预防性治疗，防止结变。

刘西建：是不是《金匮要略》中提到的"见肝之病，知肝传脾，当先实脾"？

陶汉华：对。仲景提出肝病传脾的观点，一是依据整体观念及五行学说，二是源于其丰富的临床经验。

例如，刘老治疗一男性患者，50 岁，患肝病数年，多方治疗效不佳，于 1983 年 3 月 12 日来诊。症见肝区胀痛，脘闷纳呆，倦怠乏力，舌淡胖有齿印，苔薄白，脉弦无力。李老的诊断是肝郁脾虚，同时兼有胃失和降之证，拟疏肝健脾、益气和胃法治之。

刘西建：陶老师，治疗肝郁血虚脾弱证的名方逍遥散，能不能用于此患者？

陶汉华：可以，但需要进行加减变化。刘老是这样疏方的：当归 15g，白芍 9g，柴胡 9g，云苓 15g，白术 12g，香附 12g，木香 9g，黄芪 30g，党参 24g，陈皮 9g，焦三仙各 9g，甘草 6g，水煎服。患者服用 1 个月，自觉症状全部消失。

刘西建：临床疗效的确很好，说明治疗思路和用药是契合病机的，我分析刘老这首方是有柴胡疏肝散的方底。

陶汉华：尽管有柴胡疏肝散的用药，但是侧重是不一样的。这位患者患肝病数年，经多方治疗效不理想，刘老在分析先前诸医治之不效的原因时指出，问题出在前医皆囿于患者肝大质韧为肝脏气血郁滞之明证，而单以当归、赤芍、川芎、桃仁、红花、三棱、莪术、鳖甲等攻破之品行气散结、活血祛瘀，欲求速见其功，完全忽略了脏腑病变的传变规律，以致愈用攻破，正气愈虚；正气愈虚，肝脏气血愈难条畅。

刘西建：陶老师，我们在中医基础理论这门课程中已经学过脾胃的升降、运化，有赖于肝气的疏泄，疏理肝气可以调节脾胃升降，是不是在组方时也要考虑进去？

陶汉华：是的，肝脾二脏除了与血液的运行调节有关外，还存在着疏泄运化的关系。肝气条达，则脾胃升降得宜，运化健旺；肝之疏泄异常，则脾胃之升降、运化亦随之异常。方中以当归、白芍、柴胡为君，养血疏肝而无伤正之虞；辅以黄芪、党参、白术、茯苓健脾益气，以杜滋蔓之祸；香附、木香理气解郁，助柴胡疏达肝气；佐陈皮、焦三仙等和胃助消化，且可使参、芪、术、苓等补而不滞；甘草调和药性，共奏疏肝健脾、调畅补益气血之功。

刘西建：听了您对这首方的分析，我们真正体会到刘老遣方用药中的"见肝之病，知肝传脾，当先实脾"的组方思路。

陶汉华：对，刘老以"养生防病，已病防变"指导临床，精妙的处方还有很多。如治疗耳源性眩晕。刘老认为耳源性眩晕是由痰饮内伏、厥阴肝气挟痰饮上逆所致。痰饮内阻，清阳被蒙，不能上升，饮邪上逆，清窍为之壅塞，此即叶天士所谓"浊邪害清"之意。

刘西建：治疗上是不是应该用化痰息风之法？

陶汉华： 化痰息风是大法，关键是痰怎么化，风如何息。刘老遵叶氏"治痰需建中，息风可缓晕"之旨，治当健脾和胃、化痰逐饮、平肝息风为主。结合张仲景、李东垣、程钟龄及叶天士的用药经验，刘老特拟"半夏麻钩定眩汤"，处方如下：钩藤（后入）30g，菊花10g，天麻10g，半夏10g，茯苓30g，陈皮10g，白术12g，泽泻24g，猪苓20g，桂枝10g，生牡蛎30g，磁石40g。你可以从组成药物上分析一下，这首方包含了哪几首方的组方含义？

刘西建： 朱丹溪认为"无痰不作眩"，看上去好像有能祛痰饮的二陈汤、五苓散。

陶汉华： 还不错，能看出两首方来，除了"无痰不作眩"外，还有"无风不作眩""无虚不作眩"等提法。本方集五苓散、泽泻汤、半夏白术天麻汤等为一方，用以健脾和胃、化痰逐饮、平肝息风。

刘西建： 这首方的组方思路是什么？用药有什么特点？

陶汉华： 方中钩藤微苦寒，入肝与心包二经，为手足厥阴之药。因为足厥阴主风，手厥阴主火。眩晕抽搐，多为风火相煽之证，因钩藤善能平肝清热、息风定惊，与菊花配合则平肝、息风缓晕之力愈强。白术能健脾燥湿，与泽泻配合，健脾利湿，使饮邪去而不能复聚。白术与半夏、陈皮配合能健脾和胃、逐饮降逆止呕。用茯苓、猪苓利水，桂枝温阳化气。牡蛎咸寒，有镇惊化痰软坚之功，且牡蛎与泽泻相配善逐水气。《伤寒论》牡蛎泽泻散治腰以下有水气即是此意。磁石镇惊安神，善治耳鸣耳聋。甘草调和诸药。刘老多年来用此方治耳源性眩晕，疗效颇佳。

刘西建： 陶老师，如果有其他兼症怎么化裁？

陶汉华： 如果患者见倦怠乏力、舌淡胖、脉虚弱，是兼有脾气虚，加党参、黄芪增强补气健脾助运化的力量；兼有失眠者，多为肝血不足、魂失所养，加枣仁、五味子。刘老曾用本方治疗一中年男性患者，由于耳源性眩晕而致完全性耳聋，用上方加通窍药治疗月余，耳聋有所缓解，能听到火车鸣叫和打雷声，但此时久已停止的旋转性眩晕复发。患者坚持此法治疗，2个月后眩晕停止，听力也恢复。

刘西建： 刘献琳先生辛勤耕耘于杏林，精于临床，在中医内科、金匮要略、温病学等领域造诣深厚，善于在整体观念下指导临床遣药组方，不仅注意养生防病，更要既病防变；除了合理用药，还要指导患者做好病后调摄。

谨守病机，法活机圆，兼收并蓄

刘西建： 陶老师，刘老是我校《金匮要略》学科奠基人，先生一定是重视伤寒金匮方，熟练应用经方。

陶汉华： 是的。先生常说，学习中医，虽然可将《医学三字经》《医学实在易》《药性赋》《濒湖脉学》等通俗读物作为初学之门径，但是，如果仅仅满足于这些，则会因缺少坚实的理论基础而丧失发展的潜力。

刘西建： 这样的话，我们这些初学中医的学子们如何加强基础理论的巩固和提高？

陶汉华： 古人曾说："取法乎上，得法乎中；取法乎中，得法乎下。"所以要想精通医理，登堂入室，就必须溯本寻源，从四大经典学起。

刘西建： 陶老师，刘老特别推崇《素问·著至教论》中提出的"诵""解""别""明""彰"五个字。

陶汉华： 是的，这五个字中，刘老认为"诵"即是阅读和背诵，无论中医还是西医，背诵记忆是学习的最基本方法。刘老强调的就是"背书要趁年少时"。这一阶段，人的精力充沛，记忆力最强，青少年时期背过的东西，往往会终生不忘。

刘西建： 刘老晚年在上课时，仍能广征博引，将古人的精辟论述信手拈来，释疑解惑，体现出刘老扎实的经典背诵功底。但是，背书是件辛苦而且枯燥的事，刘老有什么经验让我们借鉴吗？

陶汉华： 的确，背书很枯燥、很辛苦，但只要持之以恒，就能有收获。至于背诵的方法，刘老的经验是大声朗读。因声出之于口，闻之于耳，有助于会之于心。

刘西建： 据我所知，在刘老的大力倡导下，您组织教研室老师，精选《金匮要略》重点条文213条，编印出袖珍本《金匮要略原文选读》，非常方便大家携带和背诵。

陶汉华： 有一点需要强调一下，刘老虽然重视伤寒金匮方，熟练应用经方，然而他尊古厚今，还巧用历代医家方，谨守病机，法活机圆，对后世医家一些名方兼收并蓄，临床上巧妙应用。

刘西建： 陶老师，刘老曾经说过：准确把握病因病机是辨证的关键。能不能具体谈谈刘老是怎么善于谨守病机，把经方和时方兼收并蓄的？

陶汉华： 我就以刘老治疗胃脘痛的经验为例向大家做一介绍。

刘西建： 胃脘痛是临床常见病、多发病。

陶汉华： 是的。胃脘痛的病机比较复杂，刘老常以焦树德先生创制的三合汤加减化裁治疗。三合汤由三个小方组成，即良附丸、丹参饮、百合汤组成。良附丸出自《良方集腋》，由高良姜、香附组成，具有温中止痛、行气活血之功；丹参饮出自《时方歌括》，由丹参、檀香、砂仁组成，具有行气活血、芳香化浊作用，对于瘀血痰浊闭阻中焦之胃脘痛颇为适宜；百合汤出自《时方妙用歌括》，由百合、乌药组成，善疗气滞疼痛，其特点是行气止痛而无辛燥伤阴之虞。

刘西建： 陶老师，为什么要把这三首方合起来应用？

陶汉华： 这是由胃脘痛复杂病机所决定的。刘老抓住气血和寒热两大法门，辨证用方。大家看，良附丸温通行气，丹参饮化瘀理气兼化湿气，百合汤养阴顺气，三方合用，是不是可以使寒得温散，湿得芳化，瘀血得行，气机调畅呢？所以对于久治不愈、气滞血瘀、正气渐虚及寒热虚实夹杂之胃脘痛，疗效十分显著。

刘西建： 刘老医理之精深、学识之渊博，让我们叹为观止。陶老师，您能再给我们详细介绍一下，刘老临床如何化裁使用三合汤呢？

陶汉华： 刘老认为，若兼胃中灼热、嘈杂泛酸者，是兼有肝火犯胃，再合用左金丸，那就成了四合汤。左金丸由黄连、吴茱萸两味药组成，一般黄连用 10g，吴茱萸用 1.5g。

刘西建： 由此可见，刘老在继承前人理、法、方、药的基础上，针对疾病特点，非常善于精选药物，组成新的方剂。

陶汉华： 是的。刘老非常善于学习，他笃信"三人行，必有吾师焉"的圣训，不仅注重向书本学，向前辈学；还注重向同行学，甚至向晚辈学。先生平常总带一笔记本，对看到的验方或别人介绍感觉有用的东西随时记录，不断充实自己。如他人介绍"三参汤"（党参、丹参、苦参）治疗房颤，先生谨记并应用于临床确有较好效果，后又根据自己经验加上玄参、沙参，名之曰"五参汤"，成为自己临床治疗多种心律失常的经验方。

刘西建： 刘老这种"达者为师"、不耻下问的治学精神让我们非常感动，也是需要我们传承下去的宝贵的精神财富。陶老师，刘老还有哪些自创方，能不能再向我们介绍一下？

陶汉华： 好的。刘老有一首自拟方，方名为"乌菟汤"。方用蒸何首乌 15g，菟丝子 15g，桑椹子 15g，桑叶 10g，菊花 10g，炒酸枣仁 15g，远志 6g，生龙骨 30g，生牡蛎 30g，五味子 10g，水煎服。刘老运用本方治疗神经衰弱、顽固性失眠患者，症见头晕、头痛、心悸、烦躁易怒、腰膝酸软、舌红、苔薄黄、脉沉弦细，属肝肾阴虚、虚火上扰者。

刘西建： 陶老师，随着社会的发展，生活节奏的不断加快，神经衰弱、顽固性失眠的患者日渐增多，严重影响了人们的生活质量，这也是导致其他很多精神类疾病的重要原因，刘老为什么从肝肾阴虚、虚火上扰进

谨守病机，法活机圆——刘献琳先生方药经验访谈

行辨证呢?

陶汉华:刘老认为,本病尽管证候繁杂,临床可以按中医百合病、不寐、脏躁、头痛、眩晕等多种疾病辨证,但概括起来总以忧思恼怒、情志过用、心肝脾肾精血暗耗为基本病机,所以用首乌、菟丝子、桑椹子、五味子滋补肝肾,填精益髓;桑叶、菊花清上平肝,酸枣仁、远志、生龙牡宁志安神。

刘西建:陶老师,您能不能举个刘老在临床实际应用本方的例子?

陶汉华:好的。刘老曾经用本方加减治疗一中毒性脑炎后遗症患者。患者症见头晕头痛、心悸失眠,健忘,工作很难集中精力,深感痛苦,精神不振,面色萎黄,语言清晰,舌红少苔,脉沉细弱。方药是在乌菟汤基础上减桑椹子,加女贞子、夜交藤、夏枯草,以增其交通心肾、清肝泻火之力。服药1个月诸症消除。

刘西建:刘老用药真是出神入化!陶老师,据我所知,刘老也是主张衷中参西的大家,能不能为我们举例子介绍一下刘老临床中西汇通的观点呢?

陶汉华:刘老主张吸取西医学的长处,在中医辨证论治时,结合西医学检查手段、药理知识,融汇新知来遣药组方。

例如,治疗肝硬化腹水,刘老根据中医辨证和西医病理特点,提出最佳治疗方案是扶正与利水并施。扶正,主要是健脾益气、养血和血,常用药物如党参、黄芪、白术、黄精、当归、白芍等;利水,常用猪苓、泽泻、大腹皮、车前子等,常常茯苓与茯苓皮并用,既能健脾,又能利水。对肝硬化腹水属阴虚者,前人多从肾论治,以六味地黄丸加味治之,先生根据自己的临床经验认为"滋肾不如润肺",喜用沙参麦冬汤加减。提出滋肾药物多滋腻,易影响患者饮食,用沙参、麦冬、石斛等润上焦以通下焦,加强肺之通调水道、输布津液功能,进而消除腹水。

刘西建:刘献琳先生临证不务虚名,衷中参西,唯求实效,指出病机与治法是辨证论治的核心,准确探求疾病的原因和机制是治疗疾病的关键,善于谨守病机以遣方用药,故临床疗效显著。

经方药量揭秘

刘西建：陶老师，您作为刘献琳先生的弟子，深得刘老运用经方的精髓，尤其是对经方中药量大小有独到的见解，您能不能为我们介绍下相关知识？

陶汉华：好的。我们为什么要学习中医经典？我认为《伤寒杂病论》除了奠定了临床辨证论治的基础之外，在用药和药物的煎服法上有独到之处。可以说，张仲景在那个时候做到了量化。如一首方子，除了药物、用量以外，加多少水煎药，煎出多少升来，分几次喝，写得非常详细。而现代的临床教材，《中医内科学》《中医妇科学》《中医儿科学》等，都只是说什么病、什么证、用什么方、什么药，没写到用量，也没写煎服法，这一点，我觉得有些欠缺。

刘西建：我们知道，理法方药确定之后，药量是临床避免不良反应、取得良好疗效的关键，而且自古就有"汉方不传之秘在于药量"的说法，说明根据病情调整方中药量是较难掌握的高级用药技巧。

陶汉华：古今度量衡是有差别的，所以经方用药单位折算成现代法定计量单位是很有必要的。根据历史学家、考古学家以及我的实践验证，对于张仲景生活时代的药物用量已经基本确定。

汉代的一尺，是23cm左右，我们现在一尺约33cm。

容量单位有合、升、斗、斛。汉代的一升，相当于现代0.2L，也就是200ml左右。

汉代重量单位主要是两、铢、斤、钧。据考证，汉代一两相当于现代15g左右，《中国度量衡史》上是13.9g，我们可以取15g来换算。

汉代度量衡的这种折算，是考古学家根据出土的汉代文物考证得来的，是比较准确的。

除了这些单位，还有其他称量方法，如"方寸匕"。在称量散剂时，往往用方寸匕。方寸匕是汉代的一种小铜勺，大概是一寸见方，一寸是

2.3cm，也就是2.3立方寸。我曾经做了一个小容器，就是按照2.3cm³做的，如果草木类的药物，是5~6g；金石药物就比较重，一方寸匕的代赭石重量30g左右。

除了"方寸匕"，还有"钱匕"，就是用汉代的五铢钱，抄起药末，大约相当于四分之一方寸匕，也就是1g多一点。

有时候张仲景还用一些药物个数来代替重量，像百合7枚，大枣10枚，用个数来算，这个具体药物怎么和现代来换算，内容很多，在这里就不详细介绍了。

刘西建：陶老师，我们方剂学教材中提到古代一两约等于30g，但是经方一两现代建议用量却只有3g，为什么会出现这种情况？

陶汉华：这也是困扰我们中医学界的一个问题。

按照考古学家考证出来的药量，应该是比较准确的，也就是说经方中的药量确实比现代用量大。现在的统编《方剂学》教材，一般按李时珍所说"今古异制，古之一两，今用一钱可也"这种方式来换算，一两相当于3g，我觉得可能有两个原因。

一是张仲景用药"药少而精，药专力宏"。正是因为药味少，所以药量要大才能保证疗效，而现代处方药味远远多于经方，故药量就没必要那么大。正如《普济方》中所说的"今人治病，剂料虽薄，而类药竟进"。

另外一个原因，我认为现代处方常忽略药物间的配伍，更多关注每味药的不良反应或副作用，因此用药量就相对保守一些。而经方多强调通过药物配伍或调整煎服方法，制约毒、峻之性，所以仲景敢于重剂猛投，即使用量大，也不至产生不良影响。如《伤寒论》麻黄用到六两的有两首方，一是越婢汤，一是大青龙汤。首先煎药时，仲景明确要求麻黄要先煎去上沫，这样可以在一定程度上降低其发汗的峻性。另外，两方在大剂量应用麻黄的同时，都配伍了半斤石膏，石膏是辛、甘、大寒之品，与辛温之麻黄配伍，一是清热除烦，再一个就是制约了麻黄的副作用。

当然我们现在临床用药，还是要遵循《中华人民共和国药典》，防止用量过大而产生毒副作用。

刘西建： 陶老师，经方当中经常会用到半夏这味药，而且半夏有一定毒性，您在临床上对于半夏的用量是怎样来界定的？

陶汉华：《金匮要略》大半夏汤中，半夏用了2升，原方记载要"洗完用"。根据"洗完用"这三个字推测，很可能张仲景用的是生半夏。"洗"是用水来泡、洗，把水倒掉，再泡再洗，洗到把半夏放在嘴里咬一下，不感觉到舌头麻木的时候来入药。而且，大半夏汤三味药，加一斗水，煮取两升半。一斗水约2000ml，我曾在实验室实验了一下，水煮沸后蒸发掉2000ml水需要2小时以上，由此可见煎煮时间之长。我考证了一下，1升半夏约100g，2升就是200g，虽然方中半夏用量比较大，但经过长时间煎煮，再加上用蜜，都在一定程度上制约了半夏的毒性。刘老曾经用半夏30g治疗一位贲门失弛症呕吐不止的患者，用的就是大半夏汤合大黄甘草汤，治疗效果非常好。

刘西建： 陶老师，《金匮要略》中除了用斤、两这些计量单位之外，还有用"分"作为计量单位的，这个"分"如何来折算呢？

陶汉华： 是的，有些方剂是用分作为重量单位。汉代实际上没有"分"制，只有铢、两、斤。"分"是林亿在校订的时候，用了宋代的重量单位。24铢为一两，中间加了一个"分"制，6铢为一分，也就是4分为一两。比如薯蓣丸这首方，在《金匮要略》中属于第二个大方，第一个大方是23味药的鳖甲煎丸，第二个大方就是薯蓣丸。薯蓣丸就是用的"分"制，提到"薯蓣30分"。这首方能补益气血、祛风邪，是治疗虚劳的代表方。临床曾经诊治一例再生障碍性贫血患者，我给他做了薯蓣丸，按原方原量，山药用了30分，就是七两半，一两按15g来换算，磨成粉末，然后用100个大枣来熬成膏，做成蜜丸。做出来108个丸子，与薯蓣丸方后注中所讲"100丸为剂"是基本相吻合的。所以张仲景经方的一两，按15g换算，还是有道理的。

刘西建： 对于经方的研究除注意其配伍外，还要细致研究用量和煎服方法，错误的煎服法不但起不到应有的疗效，甚至会引起毒副作用。陶老师，在您的临床实践中，有没有应用过此类方剂呢？

陶汉华：十枣汤的应用就比较严格，原书强调"强人服一钱匕，羸人服半钱匕"，只能是一天服 1g，如果不效，第二天可以加量，当天就不能服用了。

有一位胸膜间皮瘤患者，大量胸水，隔两天要抽一次胸水。我给他开具了十枣汤原方，大戟、芫花、甘遂各用了 5g。我叮嘱患者，一定严格用量，只能用 1g，明天早晨让患者服下去。第二天晚上，我让研究生打电话询问，患者儿子说，从早晨服下药之后，到晚上 8 点，已经腹泻了 10 次了。后来又过了两天打电话，患者家属说，第二天早晨没服，第三天早晨又服了 1g，基本上没泻，我就告诉他先不要服药了。再过十几天后，研究生打电话问，第九天的时候抽了一次胸水，也就是说服了药之后 8 天没有抽水。从这个例子可以看出，这首方泻水的力量确实比较强，必须严格按照要求服药，疗效还是很肯定的。

刘西建：通过陶老师的介绍，我们了解到，对于经方除注意其配伍外，还要细致研究用量和煎服方法，错误的煎服法不但起不到应有的疗效，甚至会引起毒副作用。一定要引起我们的高度重视。

经方药量自古即为"不传之秘"，陶老师经过多方考证，并以亲自验证，把经方药量实际大小和应用技巧毫不保留公之于众。"纸上得来终觉浅，绝知此事要躬行"，陶老师这种脚踏实地的敬业精神实为我们后学者的榜样。

（陶汉华　刘西建）

　　刘献琳先生在 20 世纪 90 年代初从教学一线退休，我无缘聆听先生教诲，只是从《刘献琳学术经验辑要》这部书中对刘老的学术经验有些肤浅了解。通过对先生高足陶汉华教授的访谈，从一点一滴中，先生的形象在我心目中逐渐清晰起来。

　　刘老一生淡泊名利，医德高尚，为人师表；先生临证，不务虚名，善于谨守病机，遣方用药；熟读经典，博采众长，衷中参西，融会新知，治病务求实效。

　　新中国成立之初，刘老即协助当地政府开办医学讲习班，认真备课，编写教案，以后又在山东中医学院任教，有着丰富的中医教学以及临床经验。治学严谨，精研方药，学术上建树颇多。他推崇"读仲景之书，当于无字处求字，无方处索方"，一贯反对"胸中无方"，即临证恣意拼凑药物的组方方式。所谓"胸中有方"，刘老认为：是指《伤寒杂病论》中各病证主治方剂以及后世医家创制的确有实效的方剂。对这些方剂，不仅要从药物组成、功用、主治方面了然于心，还要从药物剂量、规格、煎服方法、药后调护等面面俱到，只有这样，在临床实践中才能一触即发，运用自如。

　　刘老整体观念指导下的治未病的学术思想、临证处方用药经验，都给我们留下了深刻的印象。

（刘西建）

刘献琳先生验案

沙参麦门冬汤合温胆汤加减治疗胃脘痛

于男，59岁。患胃病8年余，曾在某医院多次进行胃液分析、纤维胃镜检查，确诊为慢性萎缩性胃炎，迭进中西药物而效不显。上腹时时隐痛，不思饮食，时有呕吐，口苦、口干黏腻不爽，大便溏薄，舌质红、苔微黄而腻，脉濡数无力。乃胃阴不足兼湿热内蕴。

治法： 滋养胃阴，兼清化湿热。

方药： 沙参麦门冬汤合温胆汤加减。

北沙参30g，麦冬、玉竹、生山药、花粉各15g，茯苓18g，半夏、陈皮各12g，竹茹10g，黄连、佩兰各9g，枳实、甘草各6g。

药用10剂，食欲好转，呕吐除，胃部疼痛时间缩短，上方去半夏加生百合30g，继服10剂，诸症悉减。嘱其将复诊方以10倍量加太子参150g作水泛丸，每次9g，1日3次，饭后服。擅自调养3个月来告，除大便微溏外，余症悉除。复作胃液分析、纤维胃镜检查皆正常。后以参苓白术丸调理月余，大便成形。随访半年未发。

［杨丁友. 刘献琳临证经验拾零. 浙江中医杂志，1994，（12）：541.］

地黄饮子加减治疗眩晕

某女，47岁，军人。自述头晕、头痛3年余，半年前，突然头昏头眩、耳鸣加剧，呕吐频繁，在某省级医院住院治疗2月余，日趋加重，脑CT报告："脑萎缩"，以小脑萎缩明显。现头痛伴眩晕，双耳如蝉鸣，听力渐减，失眠健忘，双下肢酸软无力，时而跌倒，大便干燥，畏寒惧冷，形体较肥胖，双下肢有轻度水肿，舌淡苔白，脉沉细无力。

辨证：肾之阴阳两虚，痰浊上犯清窍。

方药：地黄饮子加减。茯苓、熟地各15g，川芎、僵蚕、肉桂各6g，巴戟天、山茱萸、菖蒲、肉苁蓉各12g，炮附子、远志各9g，猪脊髓30g，生姜5片为引。

每日1剂，水煎早晚2次分服，每半个月为1个疗程，其间停药2天。

药用3个疗程后，除呕吐、下肢无力外，余症均减。上方加半夏12g，继服3个疗程后，言其诸症皆有不同程度好转，生活已基本自理，脑CT复查，"脑萎缩"亦有明显好转。上方加枸杞子12g，又服2个疗程，症状基本消失。嘱其上药去猪脊髓，加大20倍量粉碎后炼蜜作丸，每丸重9g，每次1丸，每日3次，1年后告之，诸症除，已上班工作。

刘老十分重视本病的善后调理，嘱患者耐心服药，不可急于求成，且要注意调节情志，调适环境，不宜食辛辣动风之品，核桃仁、猪脊髓、牛脊髓等血肉有情之品可适当增加，以食疗配合药疗，可收事半功倍之效。

[杨丁友. 刘献琳临证经验拾零. 浙江中医杂志，1994，（12）：541.]

喘　证

女，67岁，反复咳嗽、憋闷、喘息20余年，每年冬季加重，近期发热咳喘，用抗生素治疗十几天，已不发热，仍咳喘，不能平卧，动则喘息尤甚，脉细数，舌质淡苔薄白。诊为喘证。

处方：党参25g，白术24g，茯苓15g，半夏10g，橘红10g，麦冬10g，五味子10g，白芥子10g，葶苈子15g，甘草3g。水煎服，日1剂。

上方服5剂，喘息明显见轻，吐痰已少，余同前，上方加当归15g。上方加减共服 20 余剂，已不喘息，能平卧休息，病情稳定。

［王永林，周广宏. 刘献琳验案三则. 山东中医杂志，2000，（05）：308-309.］

食管贲门失弛缓症

高某，女，40 岁。1989 年 1 月 23 日初诊。无痛性吞咽困难 10 余年。自 1989 年 9 月始饮食不下，甚则滴水不入，经住院治疗病情略缓解。现每次进食必呕吐黏沫或痰涎，嗳气，无法进食，大便干，口渴，舌质红苔黄厚，脉弦细。山东医科大学附属医院诊断为食道贲门失弛缓症。

辨证：胃中痰热，失其和降。

治法：清化痰热，和胃降逆。

处方：半夏 30g，党参 18g，旋覆花（包）9g，代赭石 30g，白芍 15g，茯苓 18g，陈皮 10g，竹茹 9g，黄连 6g，枳实 6g，苏叶 6g，甘草 3g，蜂蜜 30g。以水和蜜扬 240 遍后煎药服。

服药 10 剂，呕吐黏液、嗳气减少，二便调。后以人参 12g 代党参，加地龙 15g、川芎 9g、全蝎（研冲）6g。服药 30 剂痊愈。

［耿义勤，胡剑春. 刘献琳治验四则. 山东中医杂志，1992，（05）：38.］

振痿汤加减治疗痿证

某男，23 岁。1993 年 10 月 18 日初诊。

主症：发作性四肢瘫软无力 3 年。发作似与过度疲劳、饮酒、饥饿有关，突感全身乏力，四肢瘫软，肢节疼痛，不能站立，心慌汗出，经静脉补钾可迅速缓解，曾在山东省某医院诊断为"周期性麻痹"。舌质淡，苔薄白，脉弦细。

辨证：脾肾亏虚，风寒痹阻。

治法：补脾益肾，祛风散寒。

方药：振痿汤加减。黄芪 40g，人参 10g，白术 15g，陈皮 10g，熟地 30g，熟附子（先煎 1 小时）60g，当归 15g，柴胡 10g，升麻 10g，麻黄 10g，桂枝 12g，葛根 30g，生姜 30g，炙甘草 10g。水煎服。

上方共服 100 余剂，随访 2 年未复发。

（《刘献琳学术经验辑要》，山东科技出版社，2001：235-236.）

推荐参考资料

［1］陶汉华，张甦颖，贾士安，等. 刘献琳学术经验辑要［M］. 济南：山东科技出版社，2001.

［2］吕翠霞，陶汉华，刘鹏. 刘献琳系列讲稿·金匮要略语释［M］. 北京：中国医药科技出版社，2014.

［3］吕翠霞，陶汉华，刘鹏. 刘献琳系列讲稿·温病条辨语释［M］. 北京：中国医药科技出版社，2014.

［4］吕翠霞，陶汉华，刘鹏. 刘献琳系列讲稿·金匮要略语释附翼［M］. 北京：中国医药科技出版社，2014.

［5］陶汉华. 刘献琳治疗肝病、眩晕的经验［J］. 山东中医杂志，1989，（03）：42-43.

［6］陶汉华，刘献琳. 论《金匮》水气［J］. 山东中医学院学报，1986，（04）：35-38.

［7］刘献琳. 第三讲痉湿暍病脉证第二［J］. 山东中医杂志，1985,（03）：51-53.

［8］刘献琳. 第二讲脏腑经络先后病脉证第一（下）［J］. 山东中医杂志，1985，（02）：52-54.

［9］刘献琳. 脏腑经络先后病脉证第一（上）［J］. 山东中医杂志，1985，（01）：52-54.

［10］刘献琳.《金匮要略》与卫气营血和三焦辨证［J］. 吉林中医药，1984，（06）：1-2.

［11］刘献琳. 论《金匮要略》中的治未病思想［J］. 山东中医杂志，1983，（04）：2-4.